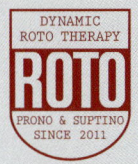

ダイナミックロト・セラピー
動的鍼灸の理論と実践

溝口哲哉
（ダイナミックロト・セラピー研究会代表）

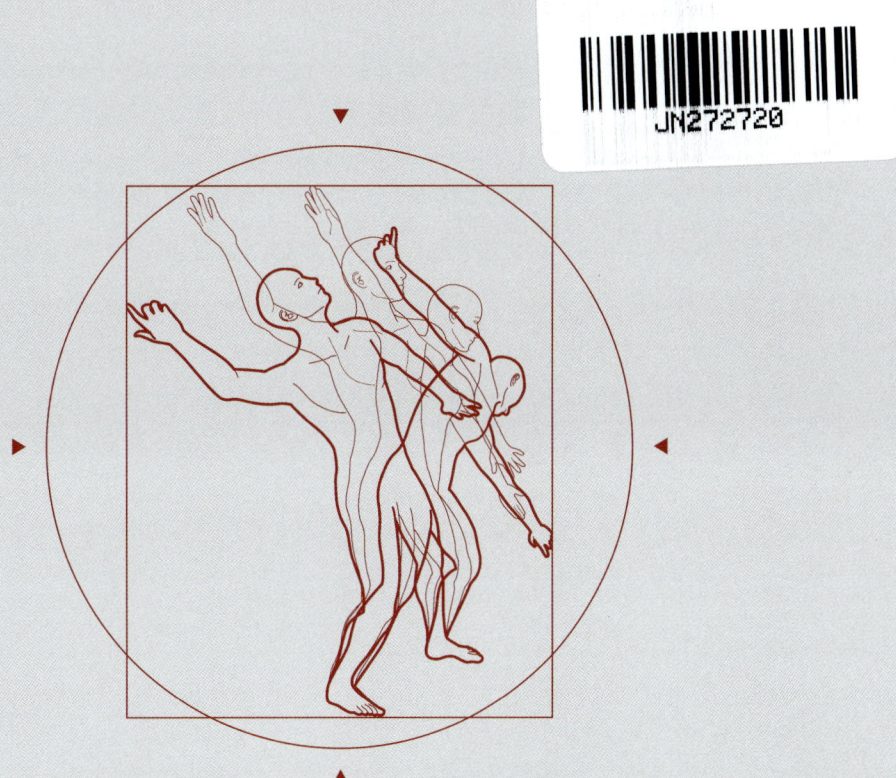

DYNAMIC ROTO THERAPY

医道の日本社
Ido・No・Nippon・Sha

推薦のことば
recommendation

　20年近く遡る。ある講演会で遅発性筋肉痛について話をした後、私のところに来て執拗に、鋭い質問をする人がいた。山梨の鍼灸師だという。当時、私は鍼灸とは無縁であり、鍼灸師と聞いただけで何か受け入れがたいものを感じた。その後、山梨県で開催されたスポーツ鍼灸の会に何度か講師として招かれ、いろいろと知るうちに鍼灸に対する偏見はなくなっていった。しかし、西洋医学を母学とする運動生理学を専門にする私には、鍼灸の説明に使われる言葉や、脈診や舌診といった考え方を素直に受け入れることはできなかった。鍼灸の科学性にも疑問を持った。「どうしてツボを刺激すると、刺激した部位とは全く違うところに効果が出るのか？」と質問しても、納得できる答えは返ってこなかった。

　あれから十数年の月日を経て本書が生まれた。著者はあのときの鍼灸師、溝口氏である。この本は、私の鍼灸に対する疑問の多くに答えようとしてくれている。そこには、溝口氏が鍼灸を科学的にとらえようという姿勢が滲み出ているし、何よりも溝口氏の優しさが溢れている。自分だけが職人芸的な治療技術を有する鍼灸師として名を成すのではなく、ようやくたどり着いた理論を惜しみなく、誰にでもわかりやすく広めようとしている。伝統を重んじながらも、そこに新しい息を吹き込み、鍼灸の未来を切り開こうとしている。

　鍼灸の本ではあるが、広く医学関係の専門家にも、運動生理学やバイオメカニクスの研究者にも、また一般の読者にも、からだの見方を教えてくれる科学の本でもある。私もこの本から、「運動と筋膜」という今後の研究テーマを与えてもらった。何年か後にこの本が改訂されるときには、ダイナミックロト・セラピーをバックアップできるような運動生理学的な研究データを提供できたらいいと思っている。

　ぜひ多くの人に読んでほしい、すばらしい本である。この本によって、ダイナミックロト・セラピーによる鍼灸治療の理論が広まり、進化していくことを期待したい。Well done, Tetsuya!

オーストラリア
イーディスコーワン大学運動健康科学学部教授
野坂和則

はじめに
prologue

　日本の鍼灸治療には、多様な技法が存在し、繊細で、熟練した鍼灸師の手捌きは職人技であるという好評価がある一方で、診察法や治療法については術者の感性に頼り過ぎ、カスタマイズされることが多いため、客観性に欠け、理解しづらく、習得までに時間がかかるという厳しい評価があるのも事実である。そのため、部外者からは治療効果にばらつきがあり、エビデンスや再現性に欠けると指摘されてしまうのだろう。この問題点を払拭するには、日本鍼灸のスタンダード化が不可欠であると感じ、それをライフワークに位置づけてきたのであるが、この私を後押ししてくれたのが、友人である豪州イーディスコーワン大学の筋肉生理学を専門とする科学者、野坂和則教授の存在であった。彼は私の研究に取り組む姿勢に対して一定の理解を示しながらも、常に科学者として、またアウトサイダーとして科学的な治療効果のエビデンスや再現性を求め続けてくれた。それが今回の理論や技法を生み出す原動力となり、彼をも含めたアウトサイダーを納得させることのできる鍼灸治療の開発に情熱を注ぎこむことができたのである。私たちが目指してきたものとは、達人にしかできない特殊な鍼灸技法ではなく、「再現性のある、誰にでもできる鍼灸治療法」という鍼灸のスタンダード化にあった。

　一見複雑に見える三次元的なヒトの動きの中から、動きと障害との関連性を見出し、いかにスリムに、そしてシステマティックに診察や鍼灸治療につなげられるかという点に絞って試行錯誤を繰り返してきた。その結果、やっと理想的な動的臨床の形にたどり着くことができ、今回の出版に至ったわけである。そこには、日本の鍼灸を世界の医療の中に組み込ませていくための一助になりたいという開発に関わった仲間たちの一途な願いが込められている。特に荒川康行先生、伊澤章司先生、藤田涼矢先生、児島太一先生、田淵昌之先生、保坂明宏先生のご協力なくしては、形にならなかった。また、セイリン株式会社の高山一博様と小倉洋介様にも多大なるバックアップをいただいた。

　この本を手にして共感をおぼえてくれた方に対しては、ぜひとも我々と行動を共にして、日本型動的鍼灸治療の普及に力をお貸しいただきたいと願うものである。

2013年6月
溝口哲哉

Contents 【目次】

推薦のことば ··· ii
はじめに ··· iii

第一章　動的鍼灸治療への脱皮 ·· 1
 1. 既存の鍼灸治療に対する疑問 ··· 2
 2. 動的鍼灸臨床のすすめ ·· 4
 3. 誰にでもできる科学的な鍼灸治療を目指して ···························· 7

第二章　回旋運動とその意味 ·· 11
 1. 日常動作と回旋運動 ·· 12
 2. 人類の進化と回旋運動 ·· 14
　　1）母指対立と回旋動作 ·· 14
　　2）筋膜と運動器官の進化 ·· 17
　　3）三足歩行説とらせん機能の発達 ··· 20
 3. 日本古来の動きと現代人 ·· 21
 4. 現代スポーツと回旋運動 ·· 24
 5. 武術における回旋運動 ·· 27
　　1）急所（経穴）の方向性と肢位 ··· 27
　　2）武術の技法と回旋運動 ·· 28

第三章　回旋障害とアライメント ·· 33
 1. 上肢・肩関節の障害とアライメント ··· 35
 2. 下肢の障害とアライメント ·· 38
　　1）足部における回旋のアライメント ······································· 38
　　2）代表的な下肢のアライメントタイプ ··································· 39
　　3）下肢回旋アライメントタイプと障害の関係 ······················· 40
　　4）足関節のアライメントが骨盤に与える影響 ······················· 40
 3. 全身のアライメントから得られる情報 ····································· 40

第四章　運動連鎖と回旋運動の関係 ·· 49
 1. 頚部と上肢の回旋連鎖 ·· 50
　　1）PRONO（内旋系）動作 ··· 51
　　2）SUPINO（外旋系）動作 ·· 53
　　3）SUPINO と PRONO の相反 ··· 54
 2. 頚部と下肢の回旋連鎖 ·· 55
　　1）SUPINO（外旋系）動作（KI-TO タイプ） ························· 56
　　2）PRONO（内旋系）動作（KO-TI タイプ） ·························· 57
　　3）KI-TO と KO-TI の相反 ·· 58
 3. 四肢と全身の回旋連鎖 ·· 58
 4. 四肢の回旋連鎖とパフォーマンス ··· 60

第五章　ダイナミックロト・セラピーとダイナミックロト・鍼灸 …… 65

1. ダイナミックロト・セラピーの考え方 …… 66
2. ダイナミックロト・セラピーの神経学的作用からの根拠 …… 68
   1) 同側の上下肢間での連動性（ヴァーティカル・ファンクション）を利用する根拠 …… 68
   2) 上肢間・下肢間での相反性（ラテラル・ファンクション）を利用する根拠 …… 69
   3) 両上肢と頚部の連動性を利用する根拠 …… 72
   4) 上肢と対側下肢間での相反性（ダイアゴナル・ファンクション）を利用する根拠 …… 72
3. ダイナミックロト・セラピーの動作分析からの根拠 …… 73
   1) 動きの法則性からの根拠 …… 73
   2) 動き始めの法則 …… 77
   3) 反対の法則 …… 77
4. ダイナミックロト・セラピーの筋膜の生理学的作用による根拠 …… 78

Column　筋肉のつながり―健側肢からの刺激が患側肢に及ぼす効果 …… 82
オーストラリア / イーディスコーワン大学運動健康科学学部教授　野坂和則

第六章　ダイナミックロト・鍼灸の実践 …… 87

1. ダイナミックロト・ポジション（4種）…… 89
   SUPINO ポジション …… 90
   PRONO ポジション …… 91
   ラテラル SUPINO ポジション …… 92
   ラテラル PRONO ポジション …… 93
2. 回旋筋膜の種類と治療点 …… 89
   1) 回旋筋膜四肢ライン …… 89
      SUPINO・フロントライン（外旋前方ライン）…… 95
      SUPINO・バックライン（外旋後方ライン）…… 96
      PRONO・フロントライン（内旋前方ライン）…… 97
      PRONO・バックライン （内旋後方ライン）…… 98
   2) 回旋筋膜体幹ライン …… 100
      ラテラル・フロントライン（平行ライン）とラテラル・バックライン（平行ライン）… 100
3. ダイナミックロト・テスト（診断）…… 101
   1) LT（ラテラル・テスト）：SUPINO 型・PRONO 型の選別 …… 102
   2) PDT（パーフェクト・ダイアゴナルテスト）：左右の選別と診断 …… 102
4. ダイナミックロト・鍼灸の治療 …… 104
   1) 左 SUPINO 障害の場合 …… 104
   2) 左 PRONO 障害の場合 …… 106
5. 症例 …… 107
   1) 高校女子バスケットボール部員の多愁訴に対する
      ダイナミックロト・鍼灸での対応例 …… 109
   2) ダイナミックロト・鍼灸がめまいに奏効した症例 …… 110

付録　ダイナミックロト・エクササイズの考え方と実践 …… 114
ダイナミックロト・セラピー研究会ヘッド・トレーナー /NATA 公認 ATC　間宮芳生

参考資料：ダイナミックロト・鍼灸にて使用する経穴 …… 122
参考文献 …… 123
あとがき …… 124
索引 …… 125

DYNAMIC ROTO THERAPY

◇ 第一章 ◇

動的鍼灸治療への脱皮

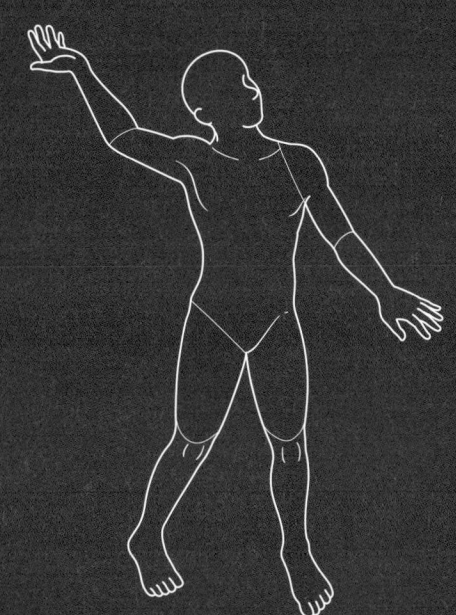

1. 既存の鍼灸治療に対する疑問

　一臨床家が口にするには恐れ多いことであると承知の上で、強いて既存の鍼灸治療法に対して意見をさせていただくなら、これまでの鍼灸治療に欠けていたところは、「動き」というものを意識してアプローチをしてこなかったという点にある。

　従来の鍼灸治療の臨床スタイルでは、ヒトを静止位で診ることがその基本姿勢となっており、その証拠に脈診をはじめとするその他の診察法やその後の治療法に至るまで、すべて動的臨床の要素が不足していたとは言えないだろうか。伝統的な中医学や日本の経絡治療などにおける診察法の中にも動的診察法の類（理学テストは別）は見当たらず、長い間「動きと臨床」を結びつけないで発達してきた治療法であることが想像できる。東洋医学が成立した歴史的時代背景を考慮すれば、人前で肌を露出することを嫌った時代においては、肌の露出度を最小限に抑えるため手足の遠位部に診察や治療点を集めたであろうことは十分想像できる。また、遠位部に配置されている重要穴の反応を診てそれを治療することで目的を全うしようとしたことも理解できる。しかし、現実には果たしてこれで十分なのだろうか。事実この私自身も長年、遠位穴の効果の恩恵にあずかり臨床を続けてきた鍼灸師の一人であるので、先人が経験に基づき長い歴史の中でまとめ上げた実践的な理論を否定するつもりはない。多くの諸先生方が現在も伝統医術として後世に引き継ぎ、それを様々な流派として守り育てていることについては大変頭の下がる思いがするのも事実である。しかしながら現在行われている運動器系疾患に対する鍼灸治療の臨床形態を見る限り、疑問を抱いてしまうのは私だけだろうか。

　この私の抱いている疑問に対しての返答とも思えるような言葉が、鍼灸師ではない操体法の創始者である橋本敬三医師のことばの中に見出すことができる。これには正直驚かされた。

　橋本医師は投稿文（昭和55年「人間の心理」4月号）の中で、「鍼灸治療は、人体を運動力学的構造物として捉えていない、人間が動くことを前提にその調和や連動性を追究することをしていない」「人間は動く建造物である。この建造物は、左足を前に出すと、無意識に右手も前に振り出されるというように身体各部が『連動』する様に出来ていて、能率良く動く法則性が存在している」と述べており、人間構造運動力学研究所の三浦寛氏も『操体法入門』（医道の日本社）の中で、「からだの部分の動きを全体の動きの一部として捉え、全体の動きを、からだの部分の集合、総和の動き」として理解することができると主張しているのである。

　この主張を初めて目の当たりにしたときには、臨床家の端くれとして大きく感銘を受けたものだった。操体法に限らず、理学療法など運動器疾患を専門とする臨床家の間においてはこの考え方は臨床上の考え方の根幹となっている。本来全体像を診る姿勢を貫いてき

た鍼灸治療が、なぜからだを建造物として三次元的にとらえることをしてこなかったのかと常々疑問に感じていたものだった。

　人類がかつて四足歩行だった頃の構造から考えてみると、四肢は体幹を支え、股関節と肩関節で体幹に連結して体幹を支える役割を担っていた。四肢の歪みが上部にある体幹へと波及し、ここに内臓支配神経の出口である脊柱があるため、脊柱が歪むと内臓の機能が低下し、様々な疾病を招来させるという発想である。しかし、もう1つ人類にとって大切なこととは、四足時代においては前足であった現在の上肢についてである。ご承知のとおり、前足はヒトが直立してから上肢という名称となり、それまで前と後ろという前後の関係だった四肢は、それを機に上下の関係へと変わってしまった。上肢は体重支持の役割から免除されはしたものの、その機能システムは下肢とともに残存し続けたという点が重要なのである。安定性重視という役目を捨て去り、その代わりに自由度を得た上肢は下肢よりもさらに機能性を高め、その動きや歪みまでもその下にある体幹や下肢へと伝えるようになったのである。したがって、直立になったことで、上肢・体幹・下肢の「三階建ての構造」となった人体においては、下肢からの上行連鎖と上肢からの下行連鎖の機能ルートが開通し、双方の動きが交差する体幹部はねじれの生じる場所として様々な症状が出やすい部位となったのである。現在の鍼灸臨床においても、診察法の1つとして腹診を重要視している理由はそこにあるのではないだろうか。

　さらに、鍼灸臨床上最も重要視している要穴（原穴や合穴など）と呼ばれる重要な経穴を先人たちが好んで手足の遠位部に集中的に配していることを考えると、からだの動きや方向性にも大きな影響を与える上下肢の重要性を先人たちも理解していたに違いないと想像できるが、残念ながら現代人の我々が納得するような、なぜ重要なのかの説明がなされていないのも事実である。私が鍼灸学校に通学していた頃には、理由もわからずただ単に要穴表なるものを機械的に暗記させられたものだが、そうである以上、現代に生きる我々鍼灸師が既存の概念にとらわれることなく、現代的な発想によりその本当の理由を探る研究に着手してみる価値はあるのではないかと考えたのである。

　人間を動物、つまり「動く物」としてとらえ、運動器系の立場から今一度鍼灸治療を見直してみる使命を我々が担っていくべきではないだろうか。

　寝ている時以外はすべて、その姿勢、肢位を変化させながら移動し、生活を営み続ける私たち人類。その局面に特化した診察法や治療法が現代的な生活習慣に適応した形で鍼灸治療の中にアレンジメントされたとしても何ら不思議はないはずである。

２．動的鍼灸臨床のすすめ

　鍼灸治療の最大の特徴であり長所は、人間の全体像をトータルで診ていくという点にある。このことは私が今さら言うまでもなく、数千年もの間、民間に根を張り今まで延続してきたことこそがその何よりの証拠であろう。病院で見放された患者の多くが鍼灸に救われたという話は数多く聞かれるし、現にこの私でさえ局部的な医療処置で治癒しなかった患者をトータルで診る鍼灸治療によりお助けしてきた経験を数多く持っている。

　多くの鍼灸治療家が治療のターゲットにしているものと言えば、言わずと知れた人体上を網目状に走る「経絡」と呼ばれるエネルギー（気）の連絡網であるが、鍼灸の古典によると、「人体は縦横に走行する経絡により、有機的に機能している」と説かれている。

　鍼灸の歴史は、"人体を解剖して診ることをしなかった"ことに端を発し、「外部から病態の特異性を把握することに執着した歴史」でもあった。体表上の反応点としての経穴を経験的に発見していき、それを運用する形式にこだわってきたのである。長い歴史の中で、どこの経穴がどのような経路（経絡）を通って他の部位や臓腑に連絡しているのか等の運用法が理論化され、タオイズム（道教）を代表するような思想背景が絡みあいながら独特な発達を遂げてきた。それが現代にも引き継がれている。

　しかし、この従来からの経絡を運用した治療法を見てみると、上下・表裏（天地・陰陽）の考え方が中心で、あまり動きについての記載や説明がなく、学ぶ人によってはヒトが動く際にはこの上下に走る経絡は一体どうなっていくのかと疑問に駆られることがあるのも事実なのである。何か屁理屈を言っているように聞こえてしまうかもしれないが、私を含めたこのような疑問を抱く治療家の考え方について、もう少し具体的な解説を加えさせていただくと、次のようなたとえになる。

　実際に山の傾斜面を走る車を想像してみてほしい。それまで平坦で真っすぐな道を走行していた車が、山道に入ってその山道が崖下に向かって斜めに下っていたとしたらどうだろうか。そのまま道順どおり崖下に向かって走り続けるだろうか。自殺志願者ならともかく、現実にはそんなことはあり得ない。それならばどうするかと言えば、それまで走行していたルートであっても、環境（地形の傾斜）の変化に伴って走行しやすい安定したルートを目指して道を乗り換えながら走行し続けるはずである。これらを体の上を走るルートである「経絡」とその上を走る車に相当する「気」にたとえるならご理解いただけるだろう。それまで前腕の陽明大腸経（道路）を走っていた気（車）が、前腕を動かして回内動作をした（道路が曲がる）としたらどうだろうか。安定性を確保するため、隣の少陽三焦経というルートへと乗り換えて走り続け、前腕がさらに回内動作を強めたとしたら、前腕の最外側に走るルートである太陽小腸経に乗り換えて走るという光景なのである。つまり「気」という車の軌跡を辿ってみると、上腕から肘まで下がってきたものが、前腕の外側

⇒尺側⇒前腕内側⇒手首⇒小指まで斜めに走り抜けたことになる（図1-1）。言うなれば、「前腕のらせん横断」なのである。この車の辿った軌跡は、回旋という運動変化に則した自然な体表上の安定的ルート選択だったことに他ならない。

なんと乱暴なこじつけ説かとお叱りを受けるかもしれないが、これは実際には皮下にある筋膜により現実的に起きている自然な連鎖反応なのである。先人が言うように、経絡が体表部を走る機能的なルートであるとするなら、解剖学的には経絡も皮膚や筋膜の回旋動作と同調してねじれるはずであり、「気」という車はルートを乗り換えながら走り続けるものではないかと想像するのが自然である。

ヒトが動く際には、筋・筋膜などが様々な肢位で回旋、連結、連動して1つの動作を成し遂げる。この事実からすると、運動器の臨床を専門に手掛ける者からすれば、動きに対する意識の薄い経絡学説だけでは不十分ではないかという思いが噴き出してくるのである。

日常様々な運動をし、多様な肢位を取る我々人間にとって、一旦運動を始めると、肉体の動きに即応して安静時とは異なる特有な機能変化がみられることは確かな事実であり、私はそれに特化した鍼灸臨床が必要なのではないかと考えるに至ったのである。

実際の鍼灸臨床の中でも、受療者の治療肢位はとても重要な要素であると痛感しており、同じ経穴であってもその刺鍼する位置、受療者の肢位によっては効果の現れ方に違いが出るというのは多く経験するところである。なぜ同じ経穴でありながら、ポジショニング（刺鍼肢位）が異なるだけで、その効果の現れ方に違いが出るのであろうかと疑問を感

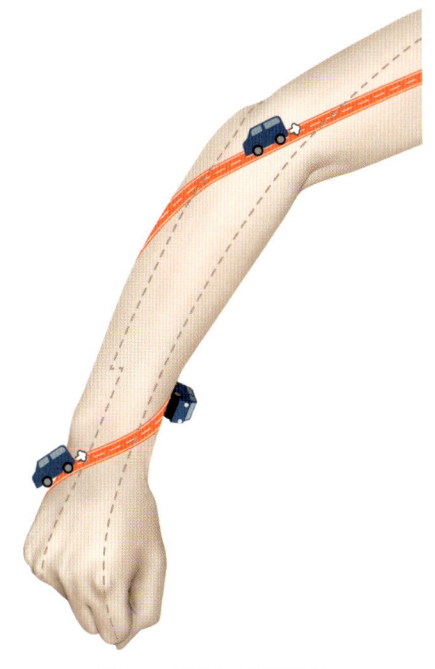

図1-1 前腕上の回旋軌跡

じると同時に、それは裏返すと今まで思いもしなかった新たな治療理論のヒントを投げかけてくれているということである。これに気がつけば、その新たな境地に足を踏み入れたいという欲求に駆られるのは極めて自然なことではないだろうか。

その新たな境地に足を踏み入れる第一歩が、人体の動きに対する理解を深める「解剖学」への理解であった。「解剖学」と言えば、医療従事者なら誰もが必ず基礎医学として就学する基礎中の基礎となる学問だが、骨や筋、臓器など器官の名称や場所を覚えるためだけの学問というそれまでの低い認識を改め、動作をより深く知るために不可欠な学問であることを再認識しつつ、その先にある「機能解剖学」、「キネシオロジー」を基盤とした新たな動的鍼灸理論（Acu-kinetics または Dynamic acupuncture）を開発していく必要性を強く感じたのである。

ボールを投げるという誰にでもできる動作１つをとってみても、それは分節単体での活動ではなく、様々な複数の関節や筋が作用し、連携して始めて実現する動作である。たとえば死体解剖で上腕二頭筋を観察し、構造を学習したとしても、実際にアクティブに活動する動作の中で上腕二頭筋を観察すれば、その理解度は全くと言っていいほど違うはずである。

話題に出たついでに上腕二頭筋を例としてさらに加筆してみると、上腕二頭筋の短頭は筋膜によって烏口突起に接続しているが、上肢下垂位では体幹と上肢の連続体としての働きは見せないものの、テニスのサーブのように、上肢を外転140°ほど挙上すると上腕二頭筋は烏口突起を介して小胸筋とオンライン上に相互連結し、「肋骨と肘を接続する鎖」となって作用することとなる（図1-2）。これは、上肢下垂位では起こらない現象である。つまりこの事実が示唆することとは、肢位を変えることによりある特定のアライメント（位置）で他分節との連結ラインのスイッチが入り、体は他の分節との組み合わせによりユニット（連続体）としての機能を獲得し、単独ではなしえなかった働きを実現することが可能になるということである。これこそが、死体解剖では得られない生きた解剖学である。横たわる動かない筋肉を至近距離で見ていても本来のヒトのメカニズムを理解できるものではない。バラバラだった部品が、目的を持った動きによってPHASE（様相）ごとに他部位とともにユニットを形成し、目的を達成するためのパフォーマンスを展開していく。このようなことは、人体の様々な場所で、多様な動きを基盤に起きているごく当たり前の現象なのである。

これを東洋医学の世界に当てはめてみても、同様のことが言えると私は考えている。つまり、体表部を走行すると言われる「経絡」にも当てはまる概念ではないかと考えているのである。

従来の鍼灸臨床の基本的スタイルである安静仰臥位からの診察ではわからなかった、ヒトが動いた際の経絡の変化をとらえてみたいという願望は今までなかった新たなる診察

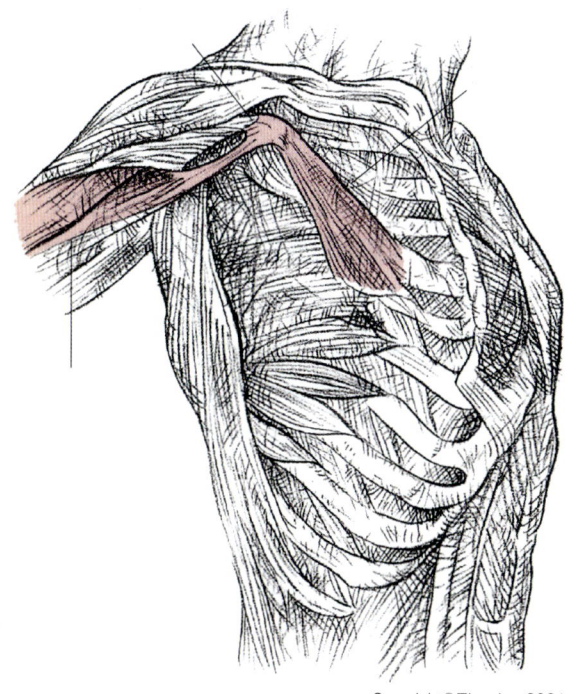

図1-2 上腕部の相互連結の例
(Thomas W. Myers『アナトミー・トレイン 徒手運動法のための筋筋膜経線』医学書院, p.147 図7-4より転載)

Copyright©Elsevier, 2001

法、治療法を生み出そうとする原動力となった。

　ヒトの動きに合わせて「運動連鎖」というものが生じるとするなら、「経絡連鎖」というものがあっても何ら不思議なことではない。この理念の下、既存の経絡説に対する概念に反旗を翻す決心をし、湧き上がる好奇心と研究心を押し殺すことなく、「動きと経絡（筋膜）連鎖」に関する研究に着手することにしたのである。

　今までの鍼灸臨床に欠落していた部分である「動的鍼灸臨床」の補てんをしていくことで、鍼灸本来のトータル医療としての完成された姿を指し示すことができ、それを目標に掲げ邁進していくことが自分にとってのライフワークであると確信した次第である。

　永遠のテーマでもある経絡とは何なのかという議論については他説多様であることからこの場で論じることは避けるとして、私が考える機能的、動的連鎖ルートを筋膜という科学的エビデンスを基盤にして、本書で持論を展開していくことにする。

3．誰にでもできる科学的な鍼灸臨床を目指して

　一般人や他の医療従事者が鍼灸に対して抱くイメージとはどんなものだろうか？　怪しい仕事？　特殊なイメージ？　それとも韓流ドラマや、時代劇に登場する鍼灸の大家のごとく長い髭を伸ばし威厳のある様相で施術するイメージだろうか。何の世界にも、カリス

マと呼ばれる大家が君臨し、オーラを放って多くのお客を集める光景を目の当たりにするが、鍼灸の世界にもやはり名人と謳われる大物鍼灸師がいつの時代にもいたものだった。それはそれで、象徴的存在価値としては好ましいことで、私を含めた一般的な鍼灸師は、そのような巨匠たる名人を目標に日々修行に励んだものである。

　ただ鍼灸の世界もやはり臨床家個人の力量により、その差が歴然と出る実力本位の厳しい世界である。国家資格を取ったにもかかわらず食えない鍼灸師もいるかと思えば、患者が溢れ、大繁盛する治療院の経営者まで様々である。何がそんなに違うのかと言えば、技術の差であり、術者の人間的魅力や集客の上手さ、治療院の清潔感など鍼灸も医療サービスのうちだから様々な要素が結果として絡んでくる。このことは他業種同様必然であり、鍼灸もその例外ではない。資本主義社会においては何にしても競争の原理が働いているからこそ皆努力するという意味ではこれで良いのだろうが、反面、同じ医療資格を持ちながらも、術者としてあまりにも格差が生まれるということに関しては正直納得してばかりもいられない。なぜなら、その現象だけで鍼灸全体のレベルを評価されてしまうからである。ある鍼灸師に治療してもらったら全然鍼灸治療が効かなかったが、他に行ったら劇的に効いたという話はあちこちで聞かれるものである。自分だけ繁盛すればそれでよしとする考えでは、一部の「カリスマ鍼灸師」がどんなに頑張っていたとしても業界にとっての明日はないだろう。

　さてここで、医療の本質について考え直してみたいと思う。難しい定義はここでは割愛するとして、よく言われていることの1つが、「エビデンスがあるのが医療」ということである。

　エビデンスとは、透明性や証明ということであって、はっきり誰にでもわかるということである。換言するならば、「医療は科学であり、科学には再現性がなければならない」ということである。

　では鍼灸についてはどうなのか。最近かなり部分的には科学的な研究が進んできてはいるが、再現性に関してはどうなのだろうか。私には今の鍼灸治療には再現性があるとは決して思えない。同じ経穴を取穴して同じように刺激しても、術者によりその効果に大きな差が出てしまうのが鍼灸だからである。ある人には効果が出て、他者には効果が出せないとすると、再現性という意味においては信憑性に欠けてしまい、術者の感性に頼ることの多い経験的医術であると周囲からレッテルを貼られてしまう。もちろんヒトのやることである以上、術者間である程度の個人差が生まれることは仕方ないにしても、誰がやっても一定の条件さえ満たせていれば同じ結果が出せる鍼灸治療法がなければ、これはやはり医療になり得ないのである。

　私は東洋医学の従事者でありながら、脈診ができない出来損ない鍼灸師の代表である。恥ずかしいので声を大にして言うことではないのかもしれないが、何年やっても私には脈

診だけで患者を診断する自信がつかなかった。それでも経絡を使った治療なるものを今でも日々行い続けている。これがダメならあれ、あれがダメならそれ、という具合に、脈診のできない不器用な鍼灸師である私は工夫して何とかここまでやって来たものだ。ある日を境に一切脈を診ないことを誓い、その代わり誰にでもわかるエビデンスを高めた診察法と治療法開発に躍起になってきたのである。

　脈診を否定するつもりは毛頭なく、術者の感性を重視した素晴らしい繊細な診察法であることには違いない。しかし、脈診のような感性に頼った診察法は、エビデンスという点においては問題があるのも事実である。橈骨動脈上の6カ所の脈状が脈拍計や血圧計のごとく誰にでも見える形で示すことができるのなら話は別だが、同じ脈でも診る人によって診断が異なるようでは信憑性があるとは言えない。私のような不器用な鍼灸師にも簡単にできる診察法が開発されてこなければ、部外者からはなかなか認めてもらえないというのが実際のところではないだろうか。

　私が現在行っている診察法や治療法は、鍼灸を知らない人にも理解できるものでなくてはならないというコンセプトに立脚したもので、個人の感性にだけ頼るのではなく、動きを診る動的診察法であるので、客観性が高く、治療自体も再現性のあるものである。どんな人でも、条件さえ満たしていれば、必ず同じ結果をもたらすのが医療であるとすると、現在私の提唱している新理論は、まさに「科学的な鍼灸」といえるものではないかと感じている。「そんな綺麗ごとばかりを言って、本当にそんなものができるのか？」と疑念を抱かれてしまいそうだが、そんな理想的な鍼灸理論が最近になってやっと形になってきたのである。

　天才や名人には思いつかない、凡才、非才な鍼灸師集団だからこそ開発できた科学的な鍼灸理論とは一体どんなものなのか、鍼灸が医療になる日が一日も早く訪れることを祈りつつ、ダイナミックロト・セラピーの軸となる回旋理論から解説していこうと思う。

DYNAMIC ROTO THERAPY

◇ 第二章 ◇

回旋運動とその意味

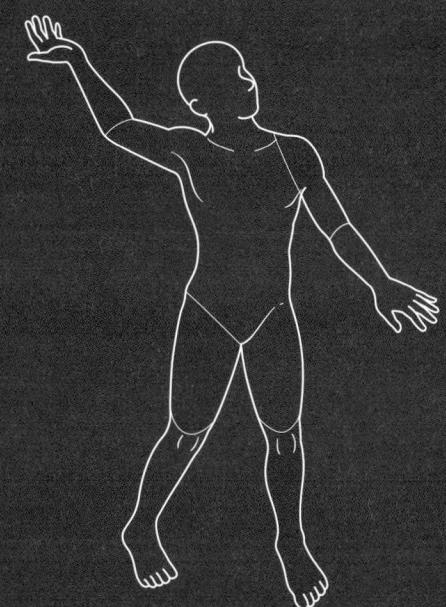

1. 日常動作と回旋運動

　もし動物と植物の違いは何かと問われたら、皆さんは何と答えるだろうか？
　おそらく多くの人が「動けないのが植物で、動くことができるのが動物である」と答えることだろう。
　しかし、この問いに対してもう少し高尚に細胞レベルで回答するとしたら、話の矛先はその先にあるとても興味深い話へと発展していくことになる。つまり、「葉緑素との共生を選び、動かない代わりに、潮任せ、風任せに繁殖する手段を取ったのが植物であり、それに対し、動物はミトコンドリア（図2-1）との共生を選び、そのため自分を取り巻く環境が生存にとって不適切になったときに動き、そのことで生存の可能性を飛躍的に高めた」というのがこの質問に対する生物学的回答となる。
　なぜこんな話から始めたのかと言えば、動きを知るためには、まずは動物とは何なのかということから入るのが話の筋ではないかと思ったからに他ならない。
　そもそも動物は、自分を取り巻く環境の状況を感知する特殊装置を発達させるようになってから動きというものにも「方向性」を持つようになったと言われている。動物にとっての「動き」は、大脳がない原始的な時期からすでに始まっていて、分節の分化や進化とともに、動きにも「法則性」が生まれていったということである。
　ヒトの動きについても例外ではなく、必ず一定の法則性を有しているはずなのだが、高等動物である人類には、環境からの影響や心理的影響、目的別の影響など様々な影響が関与した結果、動きの法則となって現れるということを意味している。これは「動きの臨床」を始めようとする我々臨床家にとっても極めて重要なものであるとの認識を新たにするべきだろう。
　それでは我々にとっての「動きの法則性」とはいったいどんなことを言うのだろうか。私は動きを分析する研究機関の科学者ではないので難しい話は他者に預けるとして、臨床家としての立場からごく日常にある当たり前の動作の中で気づいたことを話していくことにする。

　たとえば、私の大好物であるお好み焼きやたこ焼き。有名店だと皆アツアツのできたてを買い求める客で長蛇の列をつくる。その列に並んで、いよいよ自分の番が近づいて来た頃になると、調理する職人の見事な手さばきが目に飛び込んでくる。たこ焼きだと尖ったピック、お好み焼きだとヘラだけを使ってものの見事にクルクル回転さ

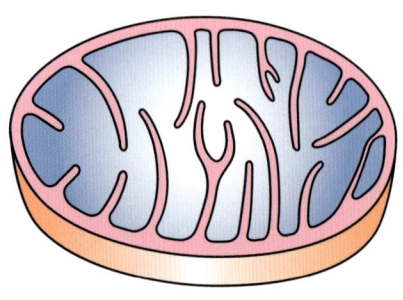

図2-1　ミトコンドリア

せたり、崩すことなくひっくり返したり、上手にキツネ色に焼き上げていく。その動作を見ていて気づいたことは、とにかく指先と手首、肘をうまく使って無駄のない動きで一定の法則性のもと一連の動作を繰り返していたことであった。この手捌きこそが、職人の職人たる所以なのだが、考えてみれば私たち鍼灸師も同じことが言えるわ

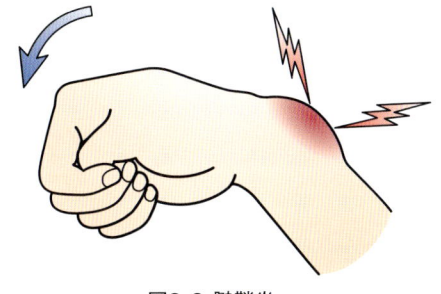

図2-2 腱鞘炎

けで、鍼の刺入や灸のすえ方を考えてみても、やはり一定の法則性が存在していることに気づかされる。それが、手の返しという動きである。私たちでも鍼をつまみ上げたり、弾入したり、散鍼や捻鍼、抜鍼等、毎日、めまぐるしく手首を回旋させながら臨床に励んでいる。これはたこ焼き職人や他の専門職の方々の場合と何ら異なる話ではない。業種こそ違えども、皆同じように手をうまく回旋操作しながら熟練された技を無意識に繰り出しているのである。

そんなことに感心してみたり興味を抱くようになったのも、回旋操作への意識がやはり日頃の臨床の中での経験に裏打ちされたものであったことに気づく自分がいたからであった。

日々の鍼灸臨床において、肩こりや腰痛以外にも手や肘などの腱鞘炎患者（図2-2）の来院数は少なくない。

手首や肘関節が腫れて疼痛で家事が不自由となり、一様に雑巾が絞れないとか、フライパンが返せないなどと訴える患者が多く来院する。診察してみると、患部の具合が悪いのはもちろんのことだが、もう少しその診察範囲を広げてみると、意外にも本人の自覚のない隣接している関節（手関節なら肘、肘なら肩関節）の動きが悪くなっていることが多く、さらに求心性に目をやると、頚部の動きの悪さや、本人は別物であると思っていた腰痛にまでその影響が認められることが少なくないのである。つまり、患部はもちろんのこと、関連した他の部位の主訴までもが、「ひねると痛い」という回旋の動きに関与しているという事実がそこにはある。この腱鞘炎という障害をしっかり理解するには、人体の動作学についてさらに深い理解が必要であり、原点に返るつもりで手関節の機能解剖から体全体の運動連鎖機能について学び直す決心をしたのである。

障害を引き起こす動きとは一体どんな動きを指すのか。逆に熟練された無駄のない、障害を引き起こさない動きとは何なのか。その疑問を解き明かすために、大袈裟ながら人類進化の過程にまで遡ることの必要性を感じるに至ったのである。

2．人類の進化と回旋運動

1）母指対立と回旋動作

「母指対立」という言葉を知ることになったきっかけは、手の腱鞘炎患者への対応からであった。当初、この言葉が人類の進化にかかわる大変重要なキーワードであるとの認識はなかったが、進化論を紐解いていくにつれ、その認識は大きく変わっていった。

そもそも母指対立とは、わかりやすい言葉に換言するなら、「つまむ」動作のことである。5本ある人類の手の指は、母指以外の4本指は、すべて母指と向かい合い、指の腹同士を合わせることが可能な構造となっている。母指と示指、母指と中指、母指と薬指、母指と小指、すべて母指と対立することができるので、これを母指対立（図2-3）というわけであるが、我々にとっていとも簡単なこの行為は我々人類だけにしかできない。これは「人類の証」とも言える動作で、あの高等なチンパンジーでさえ、掌が長く母指と他の四指との対立には不具合な手なのである（図2-4）。つまり、人類には可能な細かい物をピンセットのようにつまみ上げるという動作は、チンパンジーにはできないということを意味する。そう言えば、チンパンジーが針の穴に糸を通して、縫い物をしたりするシーンを見たことがない。

その証拠ともいえる解剖学的事実をヒトの手に見出すことができる。

ヒトの手においては、長母指屈筋（図2-5）と短母指伸筋（図2-6）が独立して存在

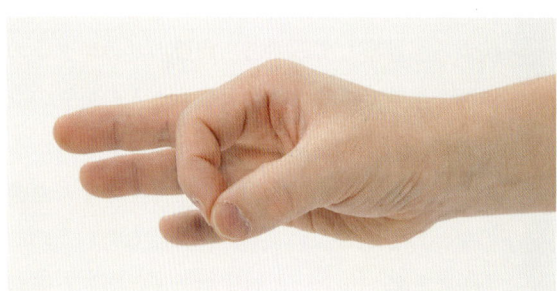

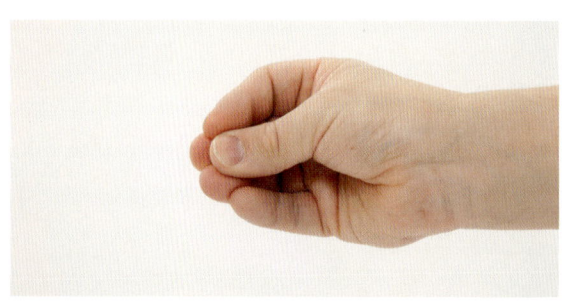

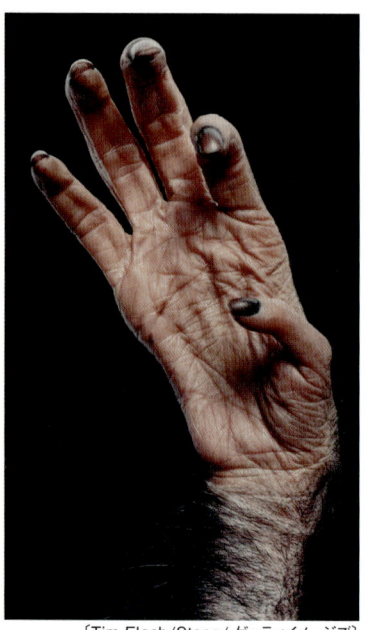

〔Tim Flach/Stone/ ゲッティイメージズ〕

図2-3 母指対立　　　　　　　　　図2-4 チンパンジーの手

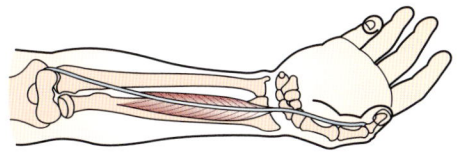
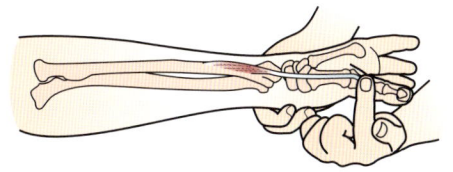

図2-5 長母指屈筋　　　　　　　　　図2-6 短母指伸筋

しているという特徴がある。このことにより母指の独立性が高まり、母指の基節を固定して末節だけを曲げることができる。さらに、手根中手関節が鞍関節となって、母指の付け根での回旋が可能となっているのである。猿やチンパンジーでは、長母指屈筋に相当する腱が深指屈筋から出ているため、母指の末節だけを曲げようとすると、示指をはじめ他の指の末節も同時に曲がってしまい、母指を回旋することは不可能なのである。

　母指対立の重要性については、知人の外科医からも興味深い意見を聞くことができた。

　外科医にとっても、たとえば患者の指を切断しなければならないというときは、母指だけはできるだけ切断しないで済むように考えるという。その理由は、他の指は1～2本なくなったとしても見栄えはともかくとして日常生活にはあまりさしつかえないが、親指がなくなった場合、他の4本が健全であってもこの母指対立機能の喪失により、日常生活には大変不自由を強いられるというのである。ヒトは環境の変化、野生動物からの襲来などから身を守るため、あるいは動物の皮を剥いだり、水や食糧をためこむ器をつくるために、様々な道具をつくってきたことだろう。道具をつくるのにとにかく大事なのは「つまむ」という動作だったに違いない。母指対立機能の発達で「つまむ」動作が巧妙になることにより、ヒトは細かい操作が可能となり、それが大脳を刺激し進化してきたと思われる。サルというのは想像以上に賢く知能も高いが、「つまむ」という行為に関しては実に稚拙であるようだ。サルが何か物を拾い上げる様子を見ても、親指と人指し指でつまみ上げるのではなく、親指と人指し指の間にはさむようにして持ち上げている（図2-7）のがわかる。これは母指対立機能の発達が不十分なためであり、これではサルがいくら頭が良くても道具をつくり出すことは到底できないと納得できるのである。

　私たちが日常無意識に行っているこの「つまむ」という動作が、今日の文明の大発展の原動力になったと想像するのは私だけではないはずである。もしヒトに母指対立機能がなかったとしたら、いまだにヒトはサルと同じような生活をしていたことだろう。

　ここで母指対立に続き、関連した話を付け加えてみるとさらに面白い体の仕組みが見えてくる。この「つまむ」という動作には、手関節、つまり前腕の回内という回旋運動が追随するという事実である。

　前腕の回内動作とは、掌を下に向ける動きであり、C6～Th1からの支流である正中神

経の支配を受ける方形回内筋と円回内筋によって行われる回旋運動である。この動きがあってこそはじめて母指対立がうまく使えるようになる。事実、母指対立を担っている、母指対立筋、短母指屈筋、短母指外転筋なども回内動作と同様の正中神経の支配を受けており、母指対立と前腕の回内は同時に起こる一連の動作として機能しているのである。その証拠に、正中神経が麻痺すると、いわゆる「猿手（図2-8）」となり、その事実を鑑みても、猿の手とは異なり、母指対立と前腕の回旋ができるのが「ヒトの手」たる所以なのである。

　母指対立機能を失った人は、財布からお金を取り出したり、何かを拾い上げる動作など物をつまむのに苦労するばかりか、ドアのノブを回す、水道の蛇口をひねる、マウス操作など、とにかく日常生活のありとあらゆるところで回内という機能について自由を奪われてしまうのである。

　このように母指対立と前腕の回旋の間には密接な関係があるということはご理解いただけたと思うが、母指対立から生まれる手の回旋運動の動作上の意味というものを考えてみると、前述の回内運動は、掌を下に向ける動作であり、その目的は、つまむという動作のみならず、本来内にあるものを外側に押し出す、排除する伸筋主体の動作（例：投げる、押す、払うなど）であるのに対し、回外運動は掌を上に向ける動きであり、この動作の持つ意味合いとは、外にあるものを内側に取り込む屈筋主体の動作（例：拾い上げる、すくう、引きつける行動など）であることが読み取れる。つまり、握った一貫の寿司をカウンター越しに客に差し出す職人の手は回内動作であり、自分の前に出された寿司を手に取って口に運ぶ客の手は回外動作により実行されるということになる。このように、ヒトの手の回旋運動には動作の意味というものが存在しており、日常的に目的に合わせて効率よく回旋運動を駆使しているのである（図2-9）。この仕組みが理解できれば、セラピストとしても自ずと腱鞘炎に罹患した患者へのこれまでの対応を改めようとするはずである。

　ヒトは、母指対立によりつまんだ物をどうしたいのかにより、無意識に前腕の使い方を

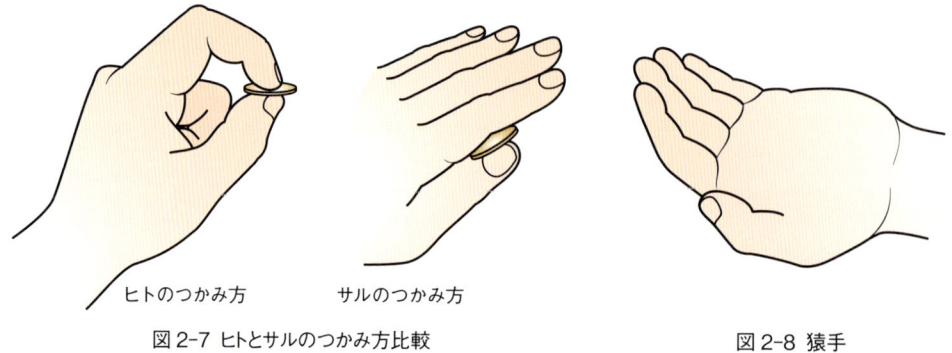

ヒトのつかみ方　　サルのつかみ方

図2-7　ヒトとサルのつかみ方比較　　　　　　図2-8　猿手

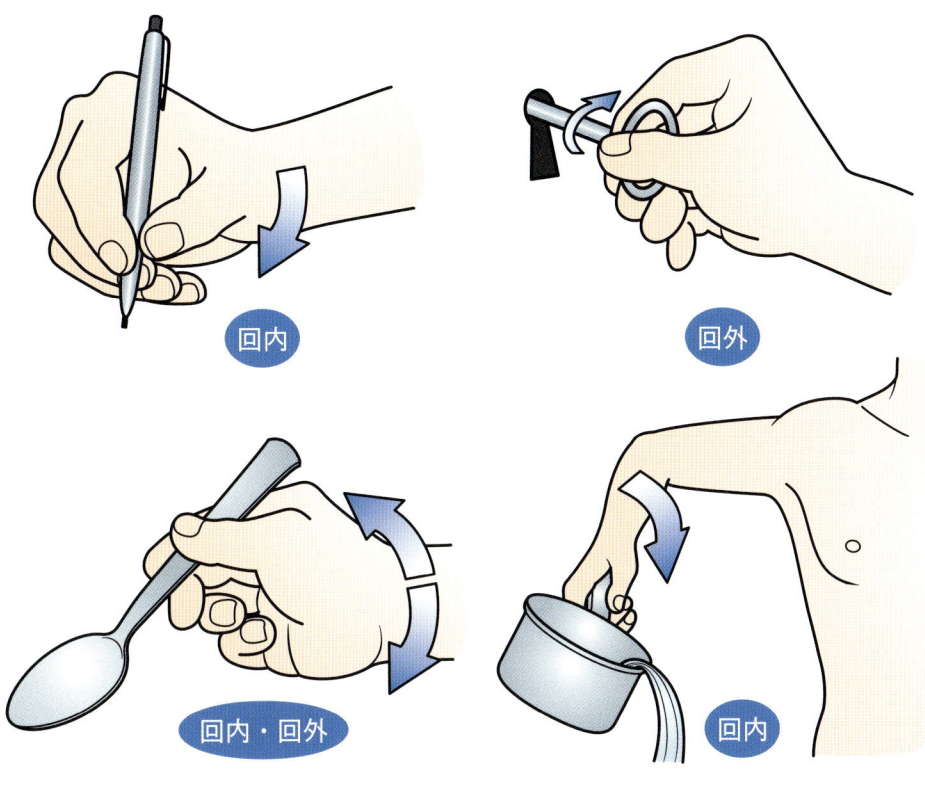

図 2-9 日常の回内・回外

選択している。つまんだ物を押し込む必要がある場合には前腕の回内をさらに強め、つまんだ物を手前に引き抜いたり、目前まで持ってきたいなら、前腕を回外させている。その二者択一の動作選択は、目的によって決められるのだが、その動きは前腕だけの回旋伝播に留まらず、その目的によっては一定の法則の下で全身に伝搬していくことになる。この動作の仕組みというものが、どのように他の体の部分に連動していくのか。それをさらに考察していくことにする。

2) 筋膜と運動器官の進化

回旋の仕組みと法則が人体に備わった経緯を知るためには、やはり生物学や進化論を紐解く必要があるのではないかと考えている。

唐突ながら、皆さんは自分が母親から生まれてきたときにはどのように産道を通り抜けて生まれてきたのか想像したことがあるだろうか。何とも奇異な話題であると呆れられてしまうかもしれないが、これが意外にも興味深い話題なのである。

我々人類の誕生の瞬間というものは、鶏がポトンと卵を産むように胎児を産み落とすのではなく、母親の子宮から子宮口まで何度も回旋を繰り返しながら母親の産道を通過して

くるのである。自分の子供の出産にも立ち会ったことがない私がこの事実を知ったときにはかなりの衝撃を受けたことを今でも覚えている。

ひとたびヒトの出産が始まると、胎児は以下の4段階の回旋を経て分娩されることになる（図2-10）。

　第一回旋：骨盤入口部の横径（最大径）に一致させるように回旋する。
　第二回旋：骨盤出口部が骨盤入口部と形態が異なるため、広い骨盤濶部で約90度回旋して向きを変える。
　第三回旋：骨盤出口部から児の顔面が排出されるときの回旋。
　第四回旋：母体大腿内側を向きながら回旋し娩出に至る。

さらに興味深いことには、母体と胎児をつなぐ胎盤の形状も回旋しているのである。胎盤にはたくさんの血管が集合しており、それが大きな3本の血管の固まりとなって木の根のような形状で最終的には臍帯につながる。3本の血管は真っすぐではなく互いにねじれながら走行し（図2-11）、それはまるでぐるぐる巻きの固定電話コードのような感じの形状をしているのである。これらの理由を想像するに、やはり回旋という形状や動きには物理的に無理やストレスがかかりにくく、すべてにおいて効率性が高まるのではないかと感じたのである。

そういえばミクロの世界の情報として、遺伝子情報を持つDNAの形もらせん構造（図2-12）をしている。これらは単なる偶然なのだろうか。我々人類はなぜねじれる宿命を背負って誕生してきたのであろうかと未知なる世界に思いを馳せるのは果たして私だけだろうか。

こうなると他人に「へそ曲り！」と言われるのもまんざら悪い気はしないものである……。

それはさておき、やはり回旋の重要性を考えるに

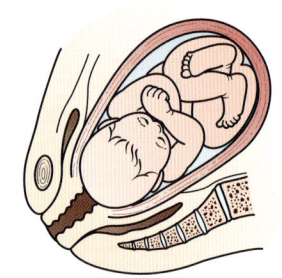
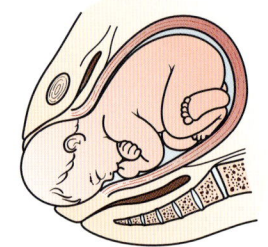
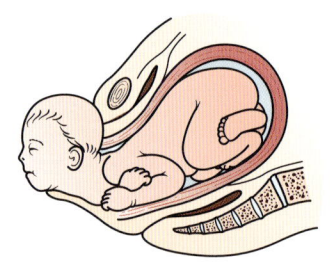
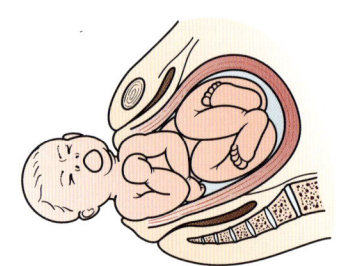

図2-10　児頭の回旋

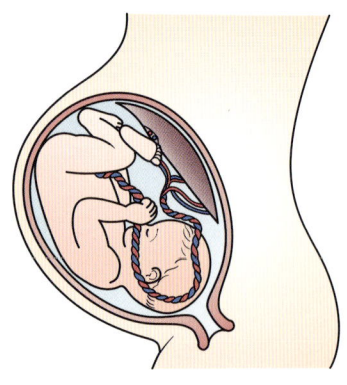

図2-11　臍帯のらせん構造

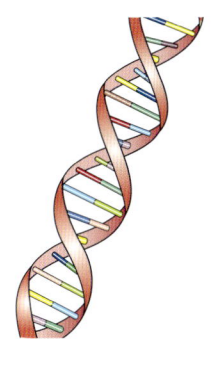

図2-12 DNA

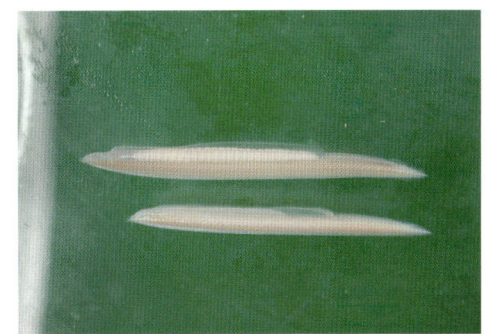

〔写真提供：北海道大学大学院理学研究院・勝義直准教授〕

図2-13 ナメクジウオ

は、我々人類の体に回旋動作の仕組みがいつから備わったのか原始の時代に遡って考える必要性が出てくる。

ナメクジウオ（図2-13）に代表される原始的脊索動物の体の仕組みに目を向けてみると、その構造は単純で、筒状の体を縦中隔と呼ばれる筋膜で左右対称性に仕切り、二分しただけの構造である。左右に分類された筋が相互に協調しながら、クネクネと側屈運動のみを可能にしていた。それはやがて、頭部と下顎骨の独立へと進化が進み、鰓から頚が派生していった。次いで縦割りの仕切りしかなかった体幹も、横中隔（筋膜）の発生により腹筋と背筋に分類され、これにより体幹は側屈筋から独立し、前後屈を可能とした。

両生類になると、鰭が肢節へと進化したが、体幹と同調して動いていたので常に同時に体幹の運動を伴い、体幹なしでは肢節は独立して働くことができなかったために運動のエネルギー消費量は大きかった。しかし、肢節の挙上という、さらなる進化によって体幹の回旋を誘導する運動方式を獲得していった。

爬虫類になった段階では、後方で左右の僧帽筋が結合し、前方胸骨上では左右の大胸筋が結合することで2本の前肢は体幹から独立して動くようになり、前脚を互いに同調して動かせるようになった。2つの僧帽筋の筋膜は脊柱起立筋に交差して棘上靱帯のレベルで結合した。2本の下肢間の筋膜連結は、殿筋膜が仙骨上で交差することで左右の脚が連結した。2本の下肢を同時に前方へ動かす動物（例：うさぎ、カンガルー）（図2-14）に見られるような左右の筋膜の連結が人間においても見られ、左右の僧帽筋の機能上の連結により左右の上肢の共同作用を促進させた。

肢節がより多くの力を獲得したことで、体幹の筋は衰え始め、上肢を同側下肢と同調させる機能も次第に失われていった。

その後、動物としてより速く移動するための進化としては、腹側に4本の肢節がそれぞれ平行になるように移動し、さらに地上から体幹を持ち上げるために、四肢を回旋（前肢節は尾側に回転、後肢節は前方に回転）させたのである。これにより四肢の回旋機能が備

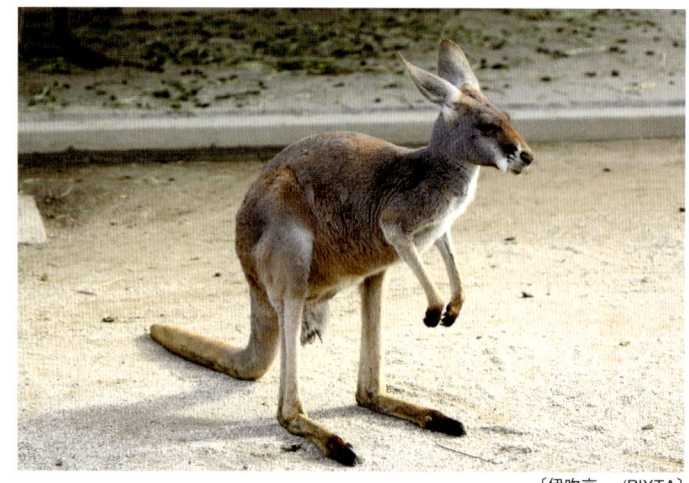

〔伊吹京一/PIXTA〕

図 2-14 カンガルー

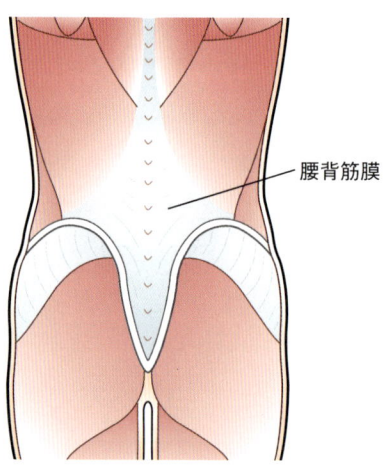

腰背筋膜

図 2-15 腰背筋膜

わると同時に、特に哺乳類においては、上下肢の相反運動によって移動能力が向上し、広背筋の筋膜は対側の大殿筋の筋膜と結合するために正中で腰背筋膜（図2-15）として交差した。複雑な四肢の運動は、らせんの交差パターンとして発達するに至ったのである。

3）三足歩行説とらせん機能の発達

　私たちの体に備わるらせん機能の発達は、人類が四足歩行から二足歩行へと進化を遂げた経緯からも説明することができる。

　今から1500万年前の中期中新世時代には、それまで食物が豊富だった熱帯雨林に住んでいた私たちの祖先であるラマピテクス（図2-16）は、環境の変化からサバンナに居住を移すようになり、生存するために必要な物を入手して、外敵から身を守るために、常に

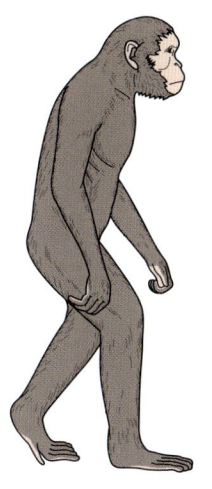
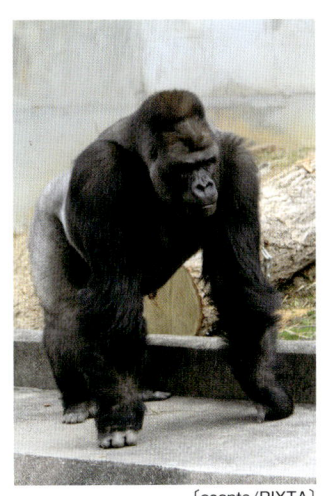
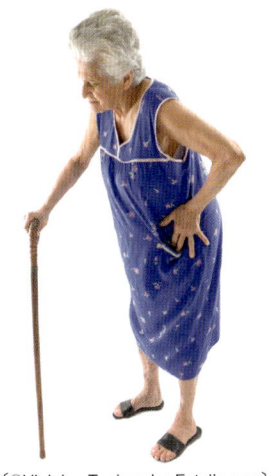

図2-16 ラマピテクス　　図2-17 指背歩行〔asante/PIXTA〕　　図2-18 高齢者の三足歩行〔©Vinicius Tupinamba-Fotolia.com〕

武器となる棒や長骨を身につけておく必要性が生じたという。それまで後ろ足は蹠行性（しょこう）（足裏を踵まで接地する歩行）で、前足は手の甲を地面につける指背歩行（図2-17）であったのが、体の前方部分を持ち上げ、骨盤側へ重心を移動させた結果、前足が重力から開放され、棍棒を一本の手で把持して移動することが可能となったのである。そのことは一方の手を他方の手に対して優先的に使用することを促進し、棒を保持していた側の胸郭と腰部が対側の部分より高く偏位し、筋膜体系にもその影響が及び、結果として体幹のらせん様回旋が誘導されたのである。つまり人類は、四足からいきなり二足歩行になったのではなく、三足歩行（杖を着くので）（図2-18）の時期を経てから直立したということになる。これはヒトの解剖学的構造が、大型類人猿のそれよりもさらに非対称であるという事実に基づいた進化説なのである。

　関節角度の変化による筋膜の伸張に従って、対角線あるいはらせん線の機能は各段階、各運動によって活性化されるようになったということである。したがって、私たちの体は、ねじれるべくして、ねじれたということがご理解いただけたと思う。

3．日本古来の動きと現代人

　人体には、長い年月をかけてねじれの機能が備わった話をしてきたが、ここで日本人特有の体の使い方に焦点を当てて話を展開していきたいと思う。なぜなら、昔の日本人には、生活様式のみならず、体の使い方に至るまで今の現代人とはかなりの相違点があり、独特の体の使い方をしていたと聞き及んだからである。

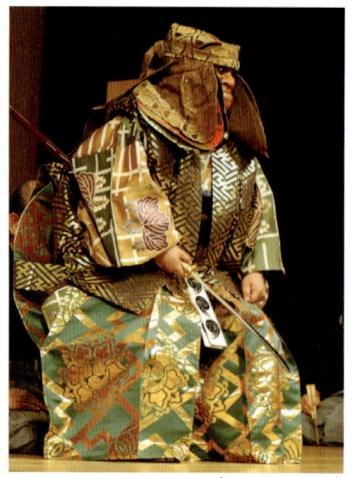

〔nobmin/PIXTA〕
図2-19 能

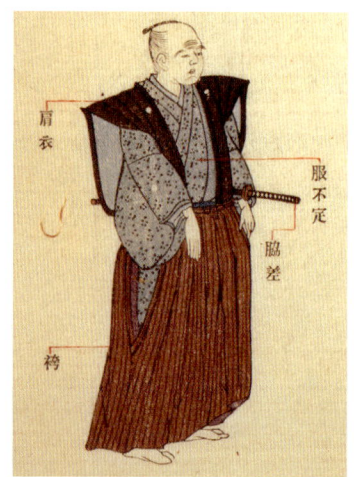

〔写真提供：『徳川盛世録』・東京大学史料編纂所所蔵模写〕
図2-20 侍

　では昔の日本人は、今の現代人と比べてどんな体の使い方の違いがあったのだろうか。
　その疑問の答えは、今の時代にも残る日本の伝統芸能である能（図2-19）や歌舞伎の中に見出すことができる。日本古来の伝統芸の1つである能における演者の動きを見ていると、控えめにして質素で、決して体をねじったり、ひねったりはせず、顔に付けた能面のごとく、身体の動きも静かにして繊細に、平面においての表現に固執しているかのように見て取れる。身に纏う着物も体をひねるには不具合な代物であることは容易に想像できる。江戸時代の城下町を闊歩する人々を想像してみても、着物を着て、脇には日本刀を差し、体をひねらず歩いていた侍の光景が目に浮かぶ（図2-20）。
　つまり昔の日本人には我々のように体をひねる生活習慣がなかったのではないかということを言いたいのである。江戸時代の郵便局員である飛脚（図2-21）の例を挙げても、

その走りは、「ナンバ走り」と呼ばれ、独特な「体をひねらない走行法」であったそうだ。その走りは、現代の陸上選手とは大きく異なり、体をひねらず、地形傾斜に任せて体を倒し、自己体重を預け、地面を蹴らずに体力を極力消耗させないECO(エコ)走法だったという。地面を蹴らないから肉離れも起きない、体をひねらないから腹も痛くならない。「ナンバ走り」は、トップスピードは出ないけれど、「体をねじらない・ひねらない・ためない」ので疲れないという特徴を持つ走りだった。それは気配もなく、ススス〜ッと移動してしまうので忍者もこの走法だったに違いないとも言われている。

　仙台藩の源兵衛という飛脚は、急ぎの時には、明け六ツに江戸を出て、同日の暮れ六ツには仙台へ到着していたという。

　当時の日本の時刻で厳密ではないものの、もしこれが本当なら12〜13時間で300kmを走破したことになり、これは1500mを3分15秒で走るタイムで驚異的なスピードであった計算になる。当時は道路も舗装されておらず、坂も曲がりくねった路もありで、どうしてこのようなスピードを出すことが可能だったのだろうか。しかも彼らの食事内容は、とても簡素な物で、常食としては、粟（アワ）、稗（ヒエ）、麦、菜っ葉、蕪（カブ）、大根、芋の葉、豆ささげの葉を混ぜた物、雑炊。副食としては、塩漬けの赤鰯、干鱈などで、現代と比較するとかなり低カロリーな物であったとの記録が残っている。

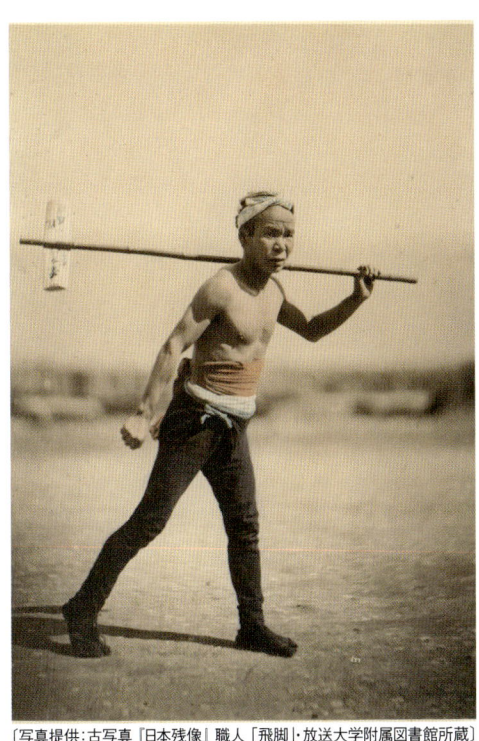

〔写真提供:古写真『日本残像』職人「飛脚」・放送大学附属図書館所蔵〕

図 2-21　飛脚

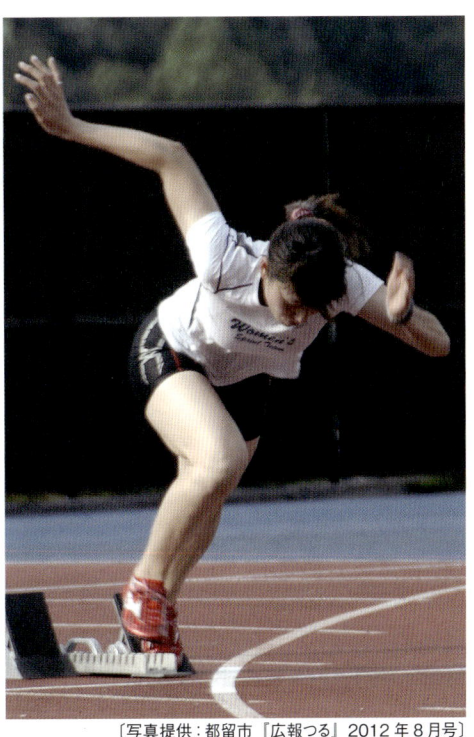

〔写真提供:都留市『広報つる』2012 年 8 月号〕

図 2-22　ダイナミックなスタートダッシュを見せる佐野夢加選手
＊佐野選手はロンドン五輪女子 400m リレー代表で、著者の患者でもある

本来ナンバという体の使い方は、農耕生産の基本姿勢（例：鋤を振り上げた形）からきており、農耕民族としての日本人に伝統として染み付いた動きであり、江戸時代、日本人の90％がナンバで日常行動をしていたとも言われている。

　現代人の西洋式のひねる走り（図2-22）については、体幹を充分ねじって地面を踏みしめ、蹴ることによって前進のスピードを得ていく動きであり、地面と対決することでその反作用で動いていくものである。つまり換言すると、「和」という立場ではなく、「対決」という姿勢であるとも言えるのである。走るという動作は、足と地面が衝突することであり、地面より弱い足が負けて故障に至るのは当然の結果であるように思えるが、発揮した力によって足が故障してしまうのであれば、発揮した力がすべて人体を移動させるために使われているのではなく、少なくともその中の一部は人体を破壊するために使われていることになる。個人的には、その行為は効果的に人体を移動させているとは言いがたいのではという疑問に駆られてしまう。

　自分を大きく強くすることを目的に体を鍛錬する現代人とは異なり、いかに今の自分を有効に使うか、眠っている能力を呼び覚ますかということに専念した昔の日本人は、今に生きる我々とは全く逆の発想であったに違いない。どちらが正しく、どちらが間違いであるという議論ではなく、今さらながら古人の生活には参考にするべき点が多くあると再認識させられる思いがするのである。古人と現代人双方の違いから見えてくるものとは、ヒトの体には、環境や目的に応じた使い方のルールがあるのではないかということである。それを踏まえた上で、今後の現代人に相応しい体の使い方を詳しく検証していきたいと思う。

4．現代スポーツと回旋運動

　古来の日本人が多用していたというナンバの話を前述したが、現代に生きる私たちにしてみれば、体をねじることは日常的に当たり前のしぐさであり動作であることは言うまでもない。世の中の大きな関心事の1つにスポーツがあるが、スポーツに対する関心は、富裕層も貧困層もあらゆる階層において、世界の国々で高まる一方である。人間の本来持っている競争心の捌け口として、またナショナリズムの高揚やストレスや不満等の格好の解消手段としての存在価値があるからだ。日頃自分の健康増進のために行う運動もスポーツではあるが、自分には到底できないような高度な技が繰り広げられるオリンピックやプロスポーツの世界などは、憧れであると同時に、皆が動きの手本として崇めたてる、言わば「動きの祭典」とも言えるものに違いない。

　力強く、躍動感があり、人間技とは思えないほどの体の動きを見せつけられると、感動

や畏敬の念までも抱いてしまうものであるが、それは正に人類の挑戦する姿勢の現れそのものである。

　では、なぜそのようなパフォーマンスに私たちは引きつけられてしまうのか。それは美があるからではないだろうか。軸があって、ぶれもなく、流れるような動き、その美しさに自然と魅了されてしまうのである。

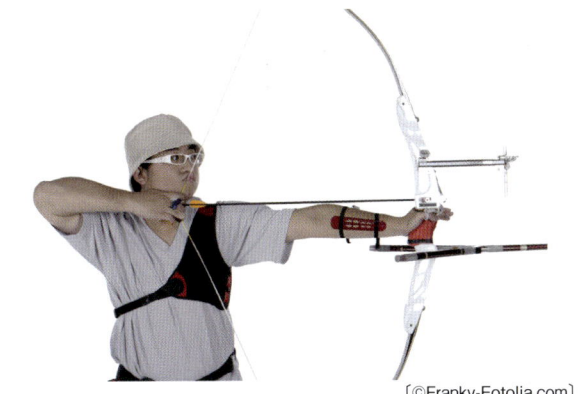

図2-23　アーチェリー 〔©Franky-Fotolia.com〕

　その動きを作り出しているのが人体に備わった回旋の動きに他ならない。様々な種目のスポーツがある中で、特に回旋のイメージが強いスポーツとなると、体幹を大きくねじるゴルフや野球のバッティング、陸上で言うと砲丸投げや円盤投げの投擲種目を思い描く。サッカーのキックにしても、テニスのサーブにしても、ありとあらゆるスポーツが回旋動作によって力を生み出していることは明白であるが、では止まっているスポーツの代表であるアーチェリーなどはどうだろう。回旋など体のどこにも起きていないのではと言われてしまうかもしれないが、よく見ると実は決してそんなことはなく、ちゃんと回旋は起きているのである。

　確かにアクティブなスポーツとは異なり、大きく体を回したりはしない。しかし、弓を持つ左腕と矢を引く右腕ではそれぞれ違う方向にねじり引く動作をしており、これが立派な回旋動作になっている（図2-23）。これを解説するならば、弓を持つ手は、肩関節外旋位で、他方の矢を引く方の手は、肩関節内旋位となっているのがわかる。これは左右の

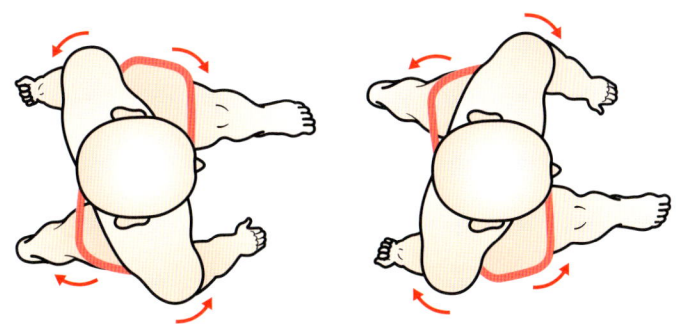

図2-24　歩行時の回旋

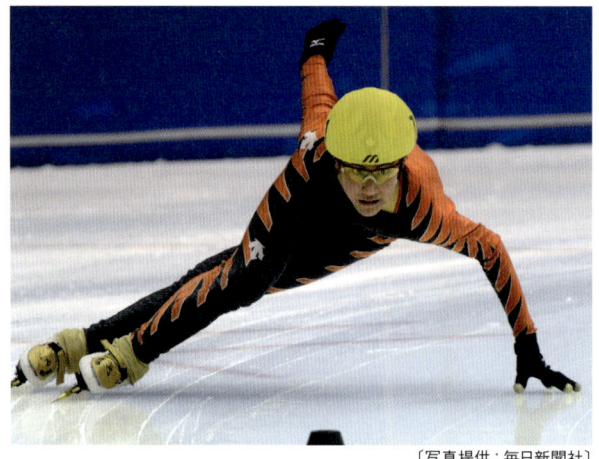
〔写真提供：毎日新聞社〕
図2-25 スピードスケート

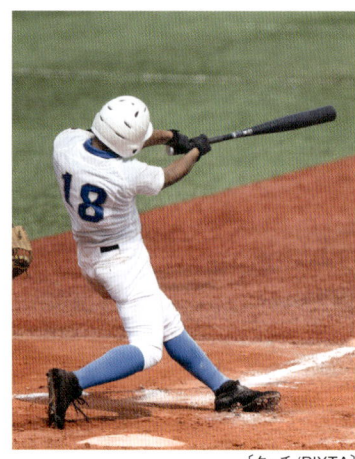
〔タッチ/PIXTA〕
図2-26 野球

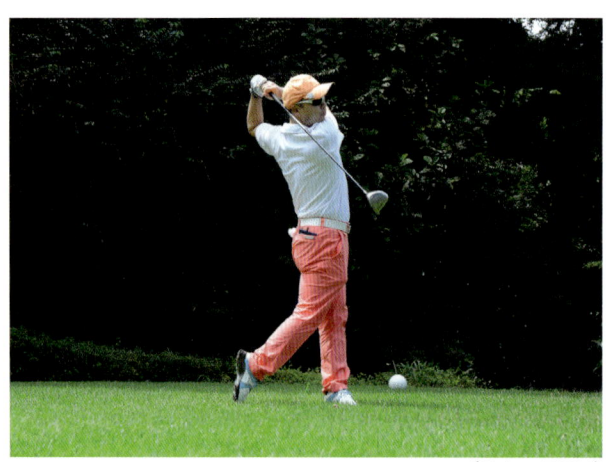
〔Diziano/PIXTA〕
図2-27 ゴルフ

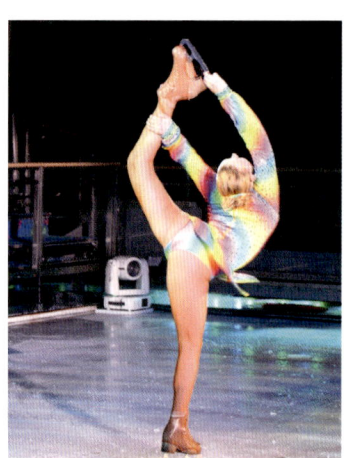
〔©dbvirago-Fotolia.com〕
図2-28 フィギュアスケート

上肢が相反する立派な回旋運動の姿勢であると言えるのである。

　そんなことから話を展開してみれば、ただ単に真っすぐ前に歩く歩行についても、体には回旋が起きているのである。それどころか回旋の複合運動があって初めてヒトは歩行が可能となる。頭上から観察するとそれがよく理解できる（図2-24）。上半身と下半身は互い違いにねじれながら前方に進んでおり、その証拠に、左足が前に出たら対側の右手が前に出て、逆に右足が前に出た際には対側の左手が前に出ているはずである。この体幹のねじりが基盤となって、早く走ったり、遠くにボールを投げたり打ったり、強いキックでボールを飛ばしたりという大きな力を発揮することが可能となる。

　人体を何かの形状にたとえるとしたら、それはやはり「筒」となるだろう。文字通り体幹は「幹」であり、棒状つまり筒状なのである。その体幹に上肢と下肢というやはり筒状

の肢節が連結してくる。土台である体幹部をねじるためには、上手く四肢がねじれる必要性があり、そのねじれ具合で体幹や頚部をコントロールしているのがヒトの体の仕組みとなっている。

　目的を達成するために、どんな姿勢でも頭を水平に保とうとし（図2-25）、その上で四肢から生じた回旋の動きを目的に合う方向へとねじっていき、その先にある体幹へと伝えていく。そんな回旋を駆使しながらパフォーマンスを展開していくのが現代人の動きであり、スポーツ動作の基本となっているのである（図2-26、図2-27）。

　したがって、洗練されたスポーツパフォーマンスは、「回旋動作が織りなす人体美の極致」と言えるであろう！（図2-28）

5．武術における回旋運動

1）急所（経穴）の方向性と肢位

　私が若き学生時代に情熱を注ぎ込んだのが少林寺拳法だった。少林寺拳法は1947年、日本において宗道臣が創始した"人づくりの行"であるが、その技術は護身の技術としても大変有効であり、私にとってその最大の魅力は、非力な小さい者でも自分よりはるかに大きい相手をいとも簡単に投げ飛ばしたり、動けなくさせてしまうことができたりする変幻自在の技にあった。その技の正体こそが、力学的に理に叶った体捌きと、「急所」つまり経穴（ツボ）の運用だったのである。どんなに鍛え上げられた体であっても、急所だけは鍛えられない。それが急所の急所たる所以である。したがって、技には必要最小限の力しか要らないのである。そうは言っても、ただ単に急所を押圧すれば良いのではなく、急所には有効な方向性や姿位というものがあり、その双方がそろった条件下ではじめて有効な技を繰り出すことが可能となるのである。達人と言われる人たちほど、その条件づくりが速く、上手くできるわけで、未熟者がマネしてもなかなか同様の効果を出すことはできない。各技における急所の攻め方は、このポジションで行うのがベストであるという姿位がきちんと存在している。素早く相手の虚を突いてバランスを崩し、特定の位置において急所を相手の嫌う方向へと攻める。この一連の動作により、いとも簡単に相手は崩れ落ちてしまうのである。

　これは少林寺拳法のみならずあらゆる技法に見られる原理であると思われるが、武術をベースとして独特の発達を遂げてきた日本古来の手技療法である活法や整体術においても同様のことが見て取れる。

　たとえば、鼻出血を止血する応急処置法としての武術系手技があるが、そのやり方は、患者の両脚を開脚して仰臥させ、出血している鼻とは対角に位置した足の母趾の生爪部分

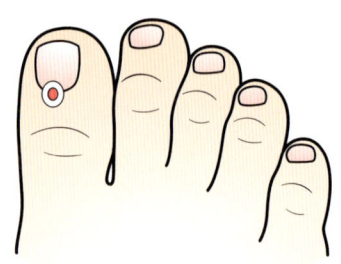

図 2-29 母趾生爪上の特効穴

にある特効穴を術者の母指頭で強く摘み上げながら、患者の足を床上 35°まで引き上げてから一機に踵から床に落下させるというものである。これにより大概の鼻出血は止めることができる。出血の理由が医学的にどうであれ、私の長年の経験からも止血に失敗した例の記憶がないほどその効果は絶大である。それは一体なぜなのだろうか。

　日赤救急法による鼻出血止血法とは全く異なる方法だが、医学的に言うなら反射を利用したその手法は、その昔、戦においては「活法」と呼ばれる戦場の救急法として重宝されていたようで、当時いざというときに手早く処置ができる優れた手技であったに違いない。そしてそこには、さらに興味深い人体の秘密が隠されていたのである。なぜそんな手技が効果的だったのだろうか。おそらく、急所に与える刺激法の条件というものがすべてそろったからなのではないか。その条件とは、急所に対する圧刺激の方向と肢位のことである。患者の足を大きく外転位にしてから、出血した鼻と対側の足を鼻より高い位置に引き上げてから母趾生爪の中央部の特効穴（図 2-29）を強く圧しながら踵から床に足を落とすという手順で、一連の肢位変換がミソなのだと確信している。事実この条件が1つでも欠けると効果は期待できない。患者の足の位置を閉じてしまっても、足を挙上させなくても、特効穴への圧刺激だけではその効力は一切失われてしまうのである。その事実から推察されることは、相手を倒す格闘の技にしても、また相手を治す技にしても、事の本質は同じことを示唆しているということにはならないか。つまり刺激には、必ず身体的な「肢位（ポジショニング）」という条件と、さらに経穴に与える「方向性」という条件が不可欠であるということと同時に、この法則こそがこれからの鍼灸臨床にも大切な部分なのではないかと気付かされたのである。

　私たち鍼灸師が臨床で大きな効果を出すための必要条件として、「肢位」と「方向性」というものを、後述する新理論「ダイナミックロト・セラピー」につながる重要なキーワードとして記憶に留めておいていただきたいと思う。

2）武術の技法と回旋運動

　前述した少林寺拳法の技法が、いかに理にかなったものであるかということについての

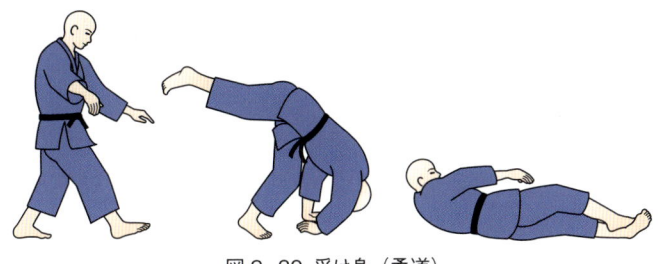

図2-30 受け身（柔道）

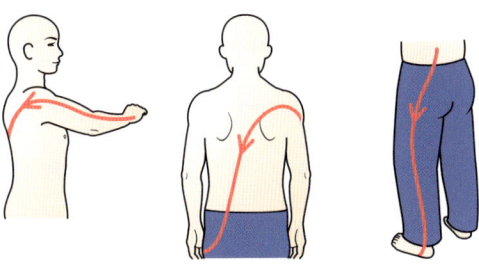

図2-31 受け身の軌跡

　物理学的解説は本書では避けるが、ここでは少林寺拳法を含めたすべての技法の基本的な技は、2方向の回旋運動により成り立っているという事実を明記しておきたい。

　少林寺拳法や合気道、柔道、相撲など相手と組んで倒し合いを競う技法では、バランスを崩しながら回旋運動を使って相手を「仰向け方向に倒す」か、または「うつ伏せ方向に倒すか」という2種類の回転がその基盤になっているというのが私の主張である。武術を志す者がそのことを最初に身を持って体験するのはすべての武術の基本となる「受け身」（図2-30）である。これは武術の流派を問わずまず初心者が自分の身を守るために習う基本中の基本技であり、第1番目に習う「回旋動作はじめ」とも言える技なのである。これをきちんと体に覚えこませないことには、自分自身を守れないばかりか、大きな怪我につながることになりかねない。受け身とは、理にかなった回旋運動により転倒という衝撃から身を守る技なのであって、効率よく衝撃を回避するために、いかに体を連鎖させて回旋するかというものなのである。この受身については、武術により多種名称の相違はあっても、その回転の原理については前述のとおり2種類しかないのである。

　武術の受け身は、必ず斜めに、対角の軌道で体を通過させていて、これはあらゆる運動の連鎖の軌道と一致するものである（図2-31）。そうすることが体の自然な動きとなって、体の大切な部分を打ち付けることなく安全に無傷で受け身がとれるというわけである。これは昔からの伝統の技から体の運用法を学び直す温故知新の代表的例であると言えるのではないだろうか。

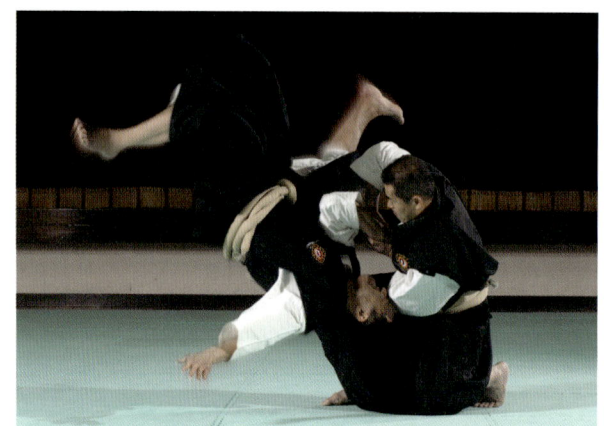

〔金剛禅総本山少林寺 広報誌『あ・うん』Vol.16 2011 皐月・水無月号より写真引用・転載〕
図2-32 外旋系の投げ技（少林寺拳法五花拳片手投）

　一方、相手を制する武術の技においては、その情況に合わせて、どちらか一方の回旋に当てはめて相手に技を掛けていくことが基本となる。

　少林寺拳法や合気道などの関節技などでは、相手に捕まれた手をその状況に合った無理のない回旋方向にひねり、技を掛けて相手の体勢を崩していく。それは前述の回旋運動に当てはめるために、相手の手を内旋系か外旋系かのどちらか一方に回旋させていくことになるのである。分割して解説すると、相手の手から前腕を回外（外旋系）か回内（内旋系）のいずれか一方にひねり、そのねじれを体幹や下肢に伝えていき、それが足底荷重位置に偏位をもたらした結果、相手はバランスを崩し、最後には転倒する。

　外旋方向のひねりの特徴は、相手の体重は次第に踵荷重となり、最終的に相手は仰向けに（図2-32）、内旋方向のひねりは爪先荷重からうつ伏せ方向に相手は転倒するという経過をたどる。これが回旋動作の連鎖軌道の基本ルートとなっていることをまず知らなく

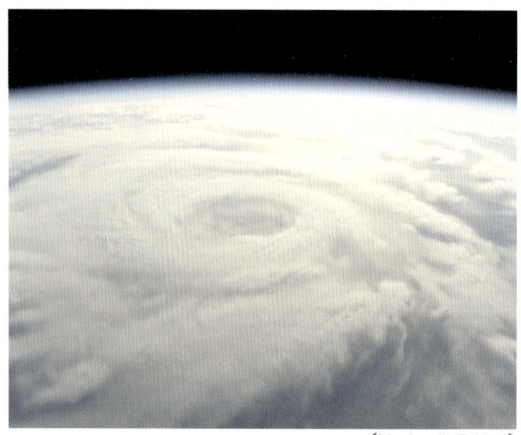

〔Mechanik/PIXTA〕
図2-33 台風・サイクロン

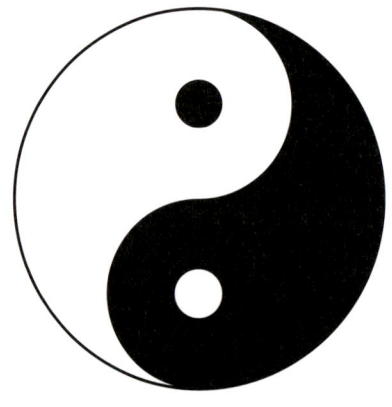

図2-34 太極図

てはならない。

　これらのことからわかることは、前述したヒトの回旋運動は、大別すると内旋系と外旋系の２種類であり、それは東洋における陰陽論の考え方に通じていて、東洋的な概念から、前胸腹部が露になって仰向けで回転する外旋系の回旋を「陰の回転」とし、背腰部が露になってうつ伏せ方向で回転する内旋系を「陽の回転」とすることで、既知の経絡陰陽区分の概念とも重なり合うと確信したのである。

　自然界においても、回旋や渦の陰陽的解釈は、気象写真（図2-33）、卍の象形文字や太極図（図2-34）等で眼にすることはある。しかし、人体を渦や回旋に例えた治療法について、私は寡聞にして知らない。

　伝統的治療における経絡に対する走行ルートの考え方は、縦走（上下）の概念であり、今回私が新たに提唱している持論は、回旋における陰陽区別であるという点においては、今までにはなかった新しい発想であることを力説しておきたい。これもすべて、武術から得た発想であり、武術から医術への奥深い関連性を予感する興味深い考え方であると確信しているのである。

DYNAMIC ROTO THERAPY

◇ 第三章 ◇

回旋障害とアライメント

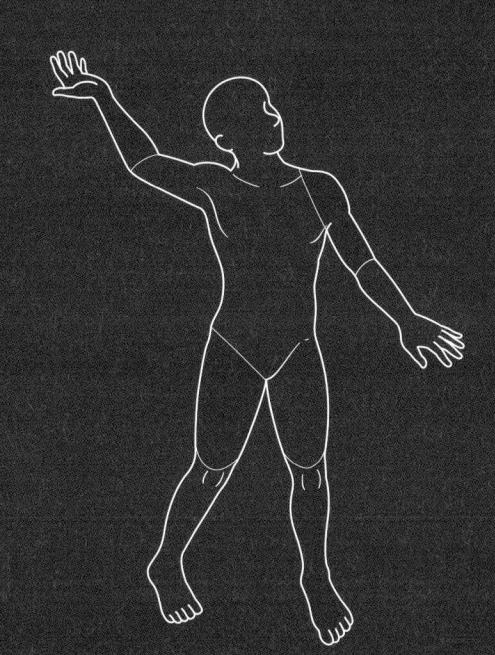

日々の臨床において様々な疾病や障害の診察をしていると、実に多様な不良姿勢と遭遇するものである。クライアント自身には自分の体に発生している不自然さと歪みについての自覚がないのが通常であり、主観的に自覚できる主だった症状のみを強調して訴えてくるものである。もちろん診察する側としては、クライアントの訴えを貴重な情報源として真摯に聞くのであるが、問診の次に大切な診察法は、アライメントに対する客観的な診察なのである。

　一見主訴とは関連性がないように思えるものであっても、実は目に見える形で多くの情報を提供してくれるものがアライメント診察である。クライアントの入室時の姿勢や歩行、座位や立位の姿勢等をつぶさに観察し、クライアントが緊張しないようにマルアライメント（アライメントの崩れ、歪み）の有無を何気なくチェックするのがコツである。アライメントの崩壊というものの裏には、ある種のストーリーが存在している。たとえば、痛みや炎症がどこかに発生した場合、その部位を代償するために姿勢を崩して保護しようとする機能が自然と働くものであり、慢性疾患の場合にはそれが常習化していくケースが多く見られる。また同じ動作の繰り返しによる生活習慣やスポーツ動作が原因となって出現する場合などもあるが、体のどこかに過度に緊張が強い箇所が存在し、その部位が緊張により短縮して下制すると、対側はバランスを取るためにそれに反して伸張し、挙上するという具合に一定の法則のもとに姿勢が崩れていく。

　右腰を痛めて右斜め後屈が困難な人は必ず左斜め前傾の回旋姿勢（図3-1）となるし、右肩を痛め外転・外旋が困難な人は右肩を内転・内旋させ、対側の肩を外旋傾向にしてアライメントを崩しているものである。クライアント本人の自覚をよそに、不随意にかつ正直に体に起きていることを表現してくれる、この情報を使わない手はないのである。

　アライメントを観察していくと、四肢や頚部、体幹など様々な箇所に回旋の偏位が起きていることがわかる。上下、左右、対角の回旋バランスを診ていくことで、障害の原因や障害程度の判定にいち早く辿り着けることが可能となる。

　そこで、この章では理学テストや動的診察を実施する前段階として、静的アライメント診察の重要性を説いていくことにする。

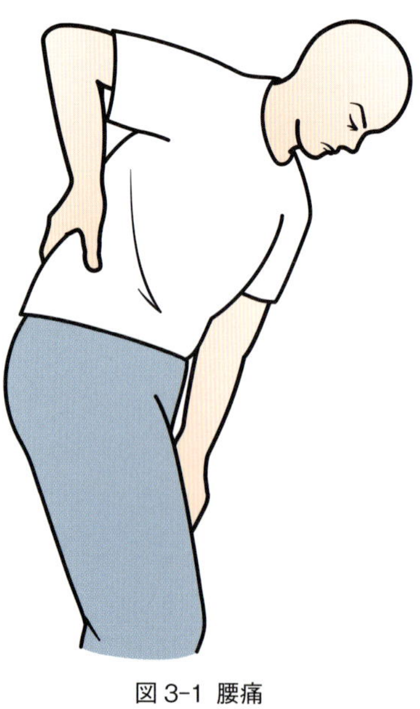

図3-1 腰痛

1. 上肢・肩関節の障害とアライメント

　上肢・肩関節の障害を見極めるには、肩甲骨と頚部の変位をしっかり観察することが肝要となる。

　肩関節の障害を起こしている人によく認められるアライメントに、上位交差性症候群（図3-2）というものがある。

　これを換言するなら「猫背」（図3-3）であり、頚部の前傾、つまり顎が前に出ている姿勢のことを指し、肩を壊す代表的なアライメントである。

　上位交差性症候群という状態は、肩甲骨が過度に外転位をとり、そのために上腕骨が内旋位にて骨頭が前方すべりを起こす。結果として肩関節の外転（図3-4）のみならず外旋可動域も同時に制限を受けることになり（図3-5）、そのまま無理に野球などの投球動作を続けていると棘上筋が腱板部で烏口肩峰靭帯と摩擦や衝突（インピンジメント）を起こし、結果として腱板炎を発症させてしまう。

　この肩の障害を根本的に予防するには、患部である肩だけに目を向けるのではなく、アライメントを修正する目的で体幹部なども含めた全体的な姿勢を改善させるアプローチが必要となってくる。そのことにより猫背となっていた姿勢を正し、肩甲骨の正常な動き（図3-6）とそれに連鎖した上肢・肩・体幹の理想的なパフォーマンス動作（図3-7）を取り戻すことが可能となり、結果として肩の障害を防ぐことが可能となる。

　肩や肘の障害を訴える野球投手の多くにアライメントの不良が観察できるが、よくその

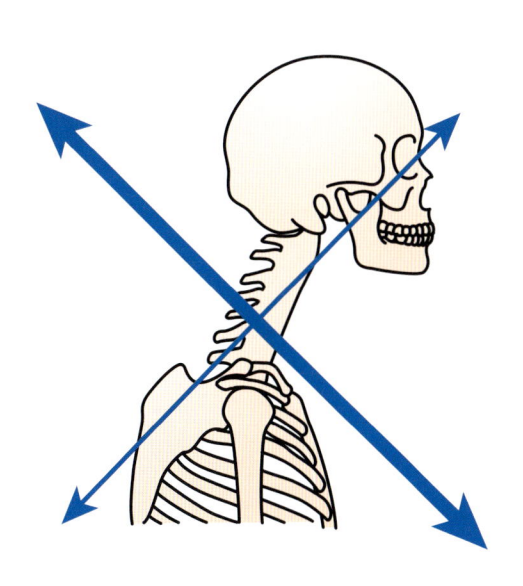

図3-2 上位交差性症候群

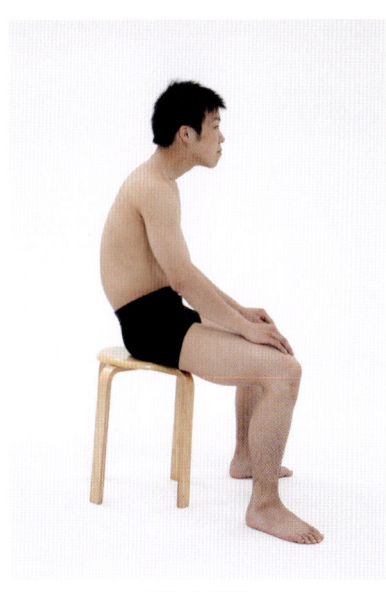

図3-3 猫背

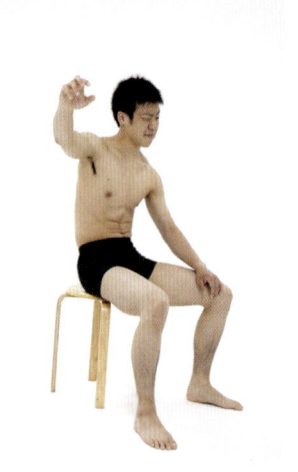

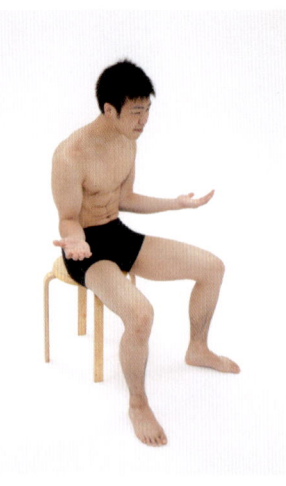

図3-4　円背と肩の外転制限　　　図3-5　円背と肩の外旋制限　　　図3-6　正常な肩の外旋

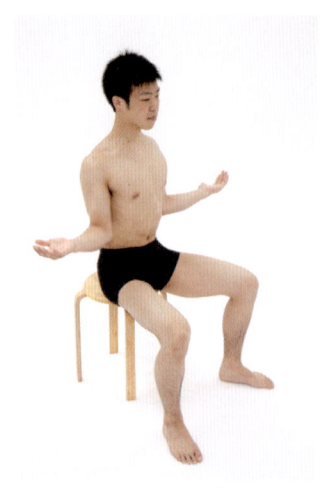

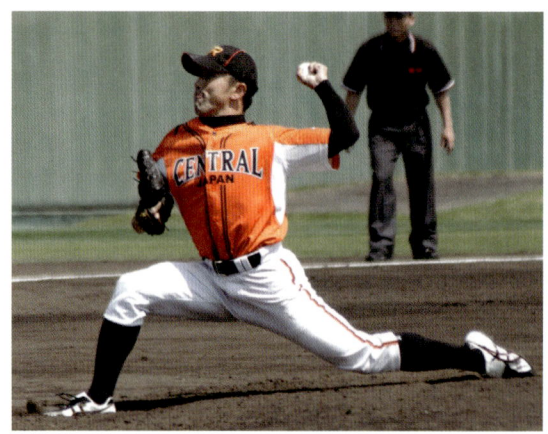

〔写真提供：毎日新聞社〕
図3-7　理想的な投球動作

姿勢を診察してみると、その姿勢の崩れの根本は回旋動作の要素が大きいことが見て取れる。

　たとえば図3-8は、ある高校野球の投手（右投げ）の姿勢を後方から見たものである。特徴的な回旋偏位がかなり明らかであることがわかる。左右の耳孔の偏位は頚部の左屈・左旋傾向を示し、肩甲骨下角の左右高低差と右肩甲骨の翼状傾向は過度の内旋偏位を示している。つまりこの右投げ投手の利き手である右肩は極度に内旋変位であるが故に、強く外転・外旋が制限され、その結果、右肩に障害を発生させているのである。それがアライメントから容易に想像することができる。

　この状態についてさらに話を進めていくとすると、右側の頚部や肩甲帯周囲筋群はLocked-long（伸張固定）されていて、収縮しにくい状態に陥っており、対側の左肩においてはその逆のことが生じていて、左肩周囲筋群はLocked-short（短縮固定）され、伸

アライメントと回旋障害

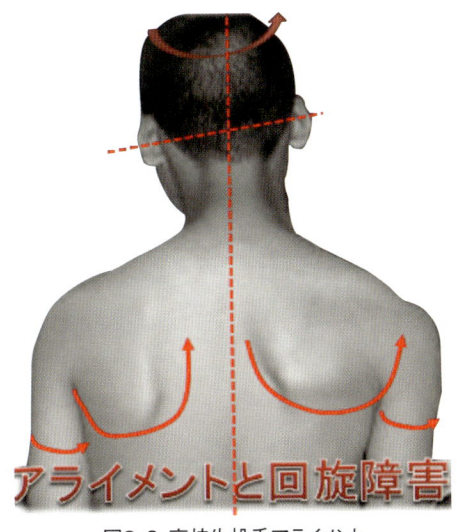

図3-8　高校生投手アライメント

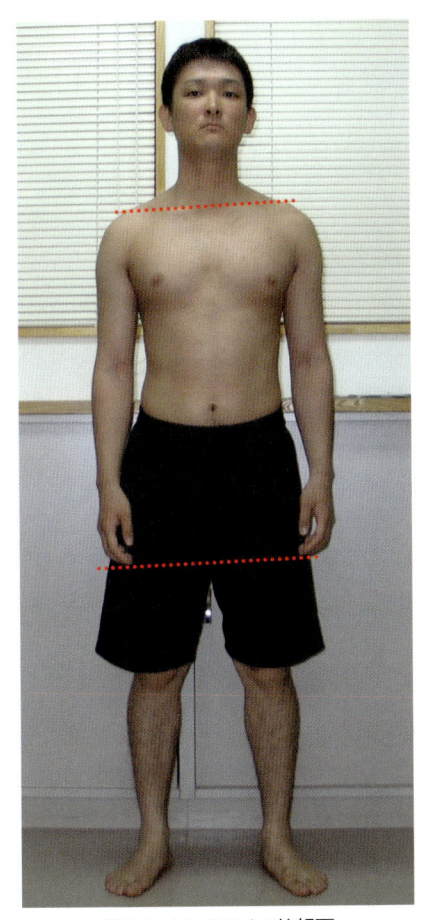

図3-9　クライアントA前額面

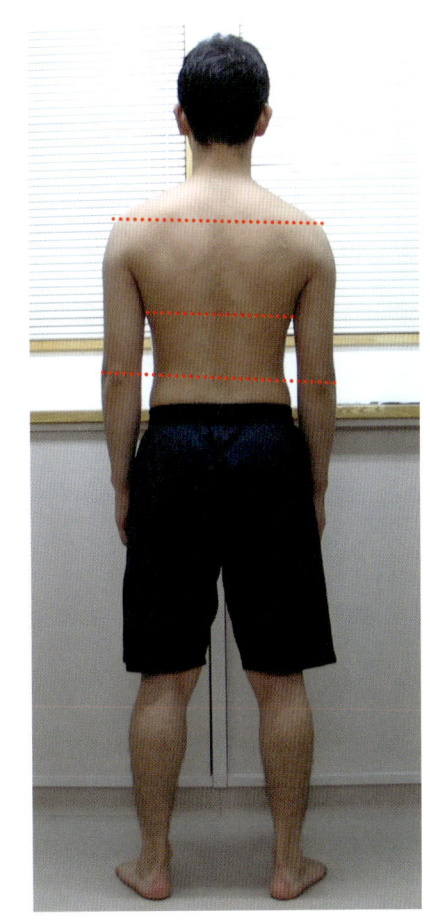

図3-10　クライアントA後面

張しにくい状態が続いている。

　このような状態が長期間続くと、将来的には現在の主訴である右肩痛だけにとどまらず、頚部痛や背部痛、頭痛や腰痛など様々な症状が追随して発症してくる可能性を否めない。

　図3-9、図3-10のクライアントAは、図3-8のものとは対照的に逆のマルアライメントタイプ例であり、左肩が挙上・内旋位し、右肩は下制し外旋位にある。仮にこれら2例が全く同じ部位に同様の症状を訴えていたとしても、双方全く逆の回旋障害を呈しているため、ダイナミックロト・セラピーの治療方針では全く逆の治療を施す必要があることを意味している。

2．下肢の障害とアライメント

　障害の発生頻度の高い下肢についても、アライメントの診察は臨床を進めていく上で極めて重要なポイントである。

　下肢の障害と一言で言っても、股関節や膝関節、下腿や足関節、足趾に至るまで様々な部位に障害が発生してくるが、その発生原因を探るには、局所的に診るのみでなく一歩下がってまずは全体像を観察してみる必要がある。

　下肢のアライメントにも個体差があり、実に様々な姿勢の違いが存在することに気づかされるものである。

1）足部における回旋のアライメント

　足部のアライメントを大きく左右するのは三階建ての構造（下腿骨・距骨・踵骨）をしている足関節であり、その根幹となっているのが距骨下関節である。距骨には筋肉の起始・停止が全くなく、この事実はその自由度の大きさを示している。距骨下関節が織り成す足関節の回内、回外という三次元的な動きは、下腿筋群と足底アーチとも密接に関係しており、下肢の安定性に重要な役割を果たしている。

　距骨下関節の回旋が1度でも違うだけで、全身のパフォーマンスが全く変わってしまうと言われているのにも納得がいく。

　回内が過度（図3-11）に生じると、内側縦アーチが低下し、極端に母趾荷重となり、レッグ・ヒールアライメントが内側に崩壊して、踵骨と下腿筋群との間で障害が発症しやすくなる。

　反対に回外が過度（図3-12）となる場合には、外側縦アーチが低下すると同時にハイアーチとなり、踵外側荷重となる。これによりやはりレッグ・ヒールアライメントが外側に崩れ、踵と下腿筋群との連鎖に支障をきたし、障害が発生しやすくなってしまう。

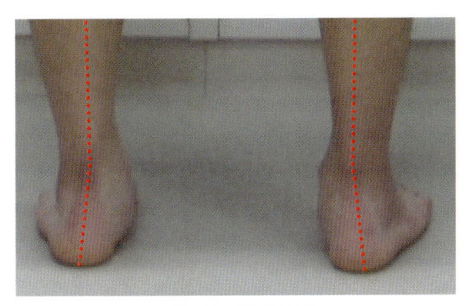

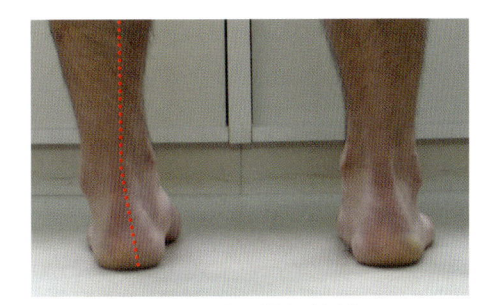

図3-11 過回内足　　　　　　　　　図3-12 過回外足（左足）

　様々なアライメントが存在するとは言っても、下肢の特徴的なアライメントタイプは回旋障害発生原因と密接に結びついている。そのため、アライメントの代表的なタイプと回旋障害の特徴を合わせて理解しておくことが下肢の診察においては大きな情報源となる。

2）代表的な下肢のアライメントタイプ

内反膝（O脚）（図3-13）

　股関節の外転と外旋がある場合で、内転筋群の働きが弱く、股関節の外旋力が強いために膝は外側を向きやすくなり、足関節内果部をそろえても大腿骨内側顆部が接しないものをいう。大腿が外旋を強めると下腿は内旋傾向となる。

外反膝（X脚）（図3-14）

　股関節の内転・屈曲・内旋がある場合で、中殿筋の働きが弱く、股関節の内旋が強いために膝が内側を向きやすくなり、大腿骨内側顆部をそろえても足関節内果部が接しないものをいう。大腿が内旋を強めると下腿は外旋傾向となる。

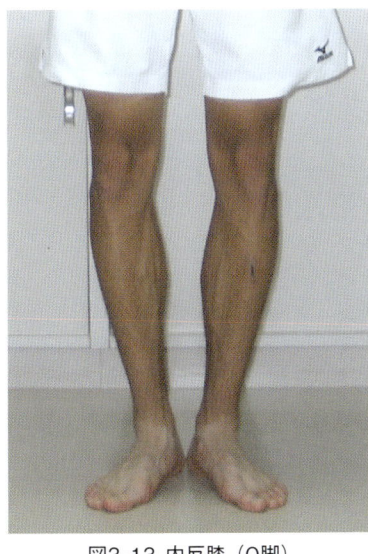

図3-13 内反膝（O脚）　　　　　　　　図3-14 外反膝（X脚）

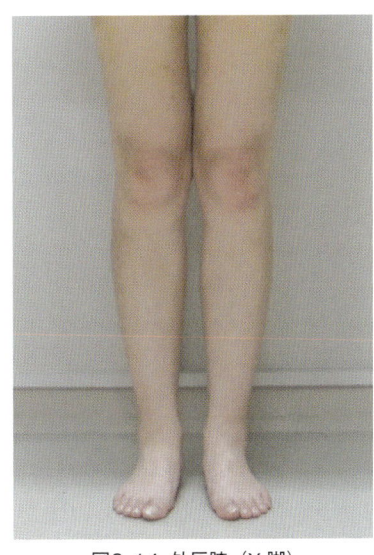

以上のとおり、下肢におけるアライメントも大腿と下腿、足首等の回旋が組み合わさってタイプが形成されているものであることが理解できる。

3）下肢回旋アライメントタイプと障害の関係（図3-15）

下肢の回旋アライメントには2種類のタイプがあり、各々が過剰になることにより、それぞれのタイプの特徴から発生しやすい障害との関連性を見出すことができる。下肢のアライメントタイプごとに関連する主な障害名を記述してみる。

Knee-out/Toe-in（股関節外旋・下腿内旋）タイプに多く発生する代表的障害

内側半月板損傷、腸脛靱帯炎、外側型アキレス腱炎、足関節内反捻挫、第4・5中足骨疲労骨折、等。

Knee-in/Toe-out（股関節内旋・下腿外旋）タイプに多く発生する代表的障害

外側半月板損傷、鵞足炎、内側側副靱帯炎、シンスプリント、内側型アキレス腱炎、外反母趾、等。

4）足関節のアライメントが骨盤に与える影響

人体で唯一地面と接触する足部からの情報は、確実に上行性に伝搬していき上半身にも多大な影響を与える。

例としては、足関節捻挫の既往があるケースなどによく見られる現象として左足関節に過度の回外傾向（図3-12）があるだけでも、その影響は全身へと波及していく（図3-16）。その際の動的アライメントを歩行例で診てみると、荷重時にその連鎖が骨盤にも伝わり、足部回外側の骨盤は挙上（図3-17）するのがはっきりと診て取れる。しかし、その後足部の回旋障害治療により足部の回外が改善すれば、同時に骨盤の位置も正常に戻ることを確認することができる（図3-18）。

3．全身のアライメントから得られる情報

次に、下記のクライアントBから読み取れるものを解説してみたい。

＊　＊　＊

大学4年生、サッカー選手（ポジション：サイドバック）

主訴：慢性肩こり、頭重感（右＞左）と体の動きが悪く、キレがない。

＊　＊　＊

このクライアントのアライメントは図3-19、図3-20の通りである。ここから読み取れるものは、前額面から見ると両手の位置に変位があり、左手指先の位置が右手よりも高い。そのため左肩の挙上があるということである。それは後面から見ても明らかで、肩甲骨下角（青丸）がやはり左の方で挙上しているのがわかる。さらに左手の位置が右手より

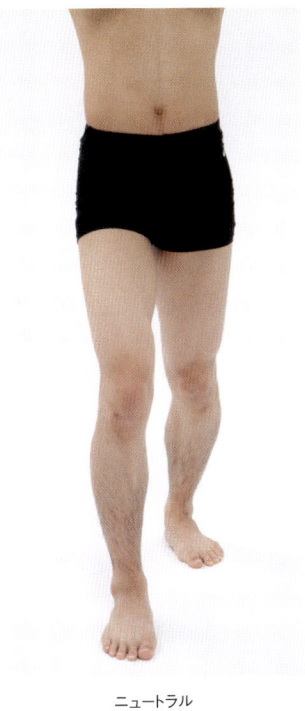

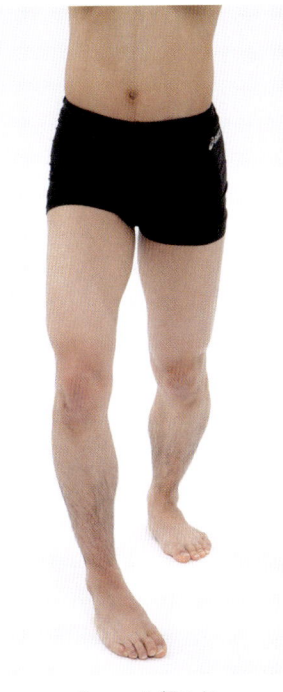

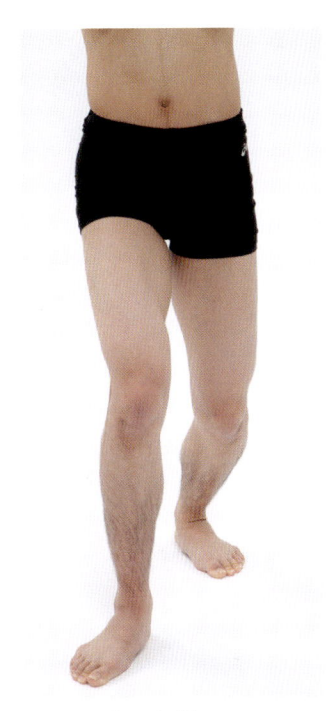

ニュートラル　　　　　　　　Knee-out／Toe-in　　　　　　　Knee-in／Toe-out

図3-15　下肢回旋タイプ（右足）

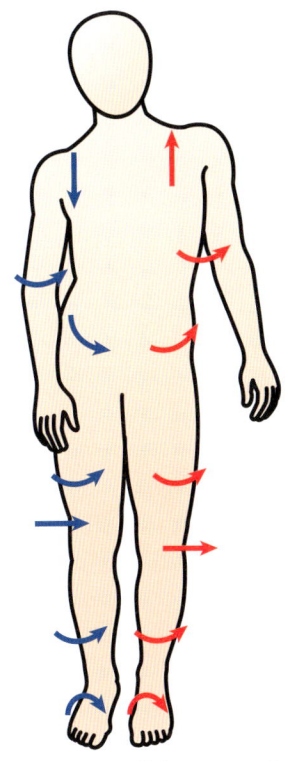

図3-16　左足回外時のアライメント 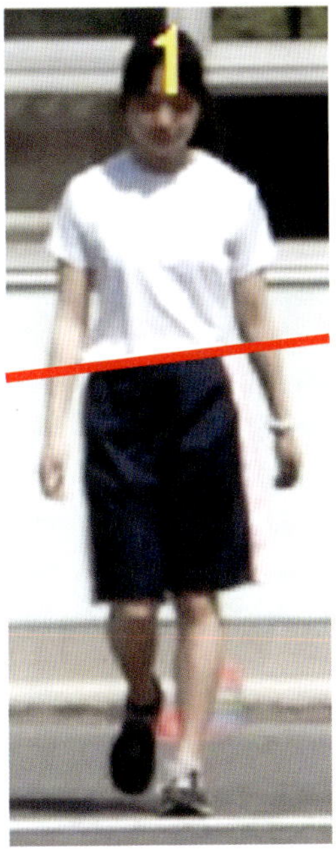　　　図3-17　左足回外時 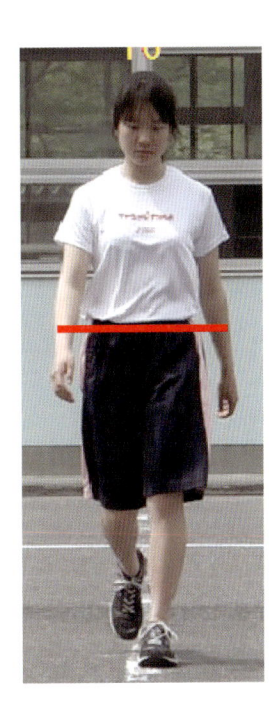　　　図3-18　左足正常時

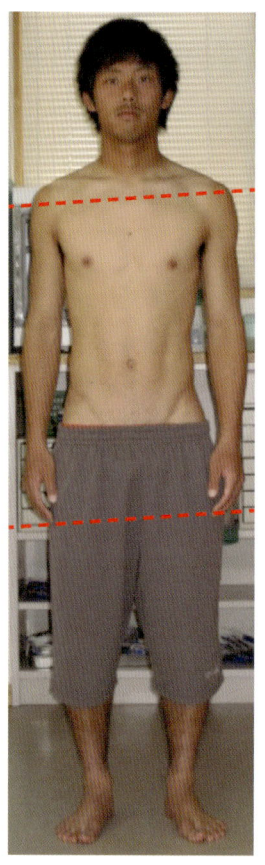

図3-19 クライアントB 前額面 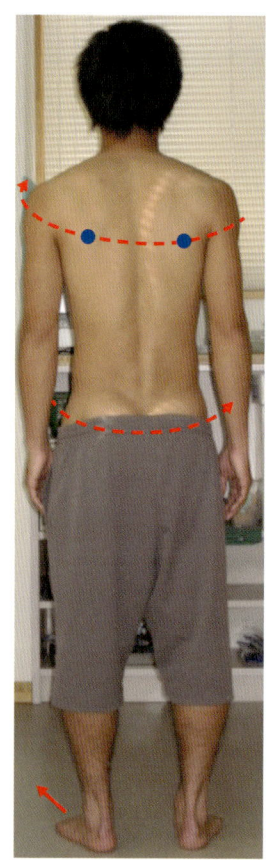　　　　図3-20 クライアントB 後面

　も体幹の前面に位置していること、脇の間隙が右よりも左の方が広いことなどからしても、左上肢は内旋位で右上肢は外旋位であることがわかる。

　下肢については、左下肢が極端にToe-out傾向の外旋位で、左足部が回外位であるのに対し、右下肢は内旋位で、右足部は回内傾向が認められる。これらの情報を統合すると、このクライアントの上半身は右回旋傾向で、下半身は逆に左回旋傾向にあるという結果となる。

　つまり、右回旋の上半身と左回旋の下半身は体幹を境にねじれたままであるということなのである。以上のアライメントから得られた情報をまとめると、このクライアントは、左股関節の内旋と右股関節の外旋が制限されていると同時に、左肩関節の外旋と右肩関節の内旋が制限されていることが推察できる。

　そこで、それを確認するために、次のテストを実施することにした。

①**座位：肩関節水平伸展＋内旋テスト**

肩関節に対して、水平伸展と外旋を組み合わせて肩の外旋域を調べる。

テスト結果：左肩関節外旋障害＋

明らかに左肩に外旋域の制限があり、体幹の左回旋も制限されているのが認められた。

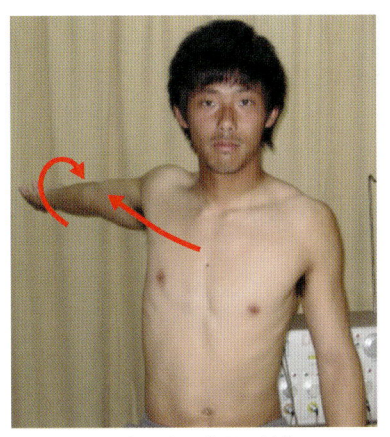

図3-21　右肩水平伸展＋外旋テスト 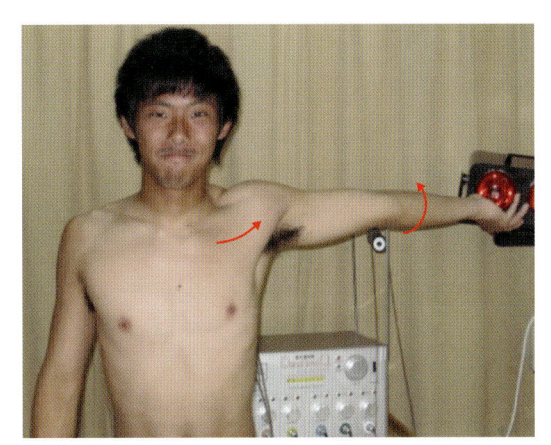　　　　図3-22　左肩水平伸展＋外旋テスト

②**座位：肩関節水平屈曲＋内旋テスト**

次に、肩関節に対して水平屈曲と内旋を組み合わせて肩の内旋域を調べる。

テスト結果：右肩関節内旋障害＋

明らかに右肩に内旋域の制限が認められた。

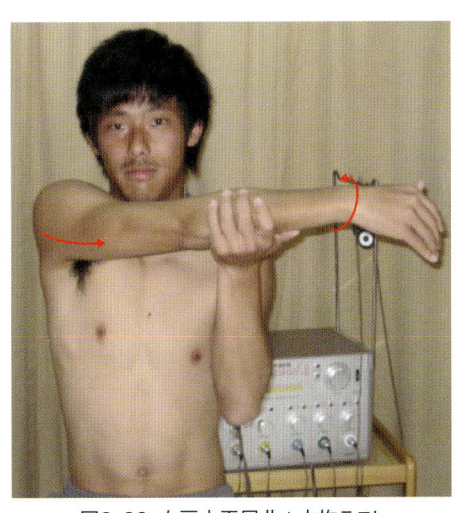

図3-23　右肩水平屈曲＋内旋テスト 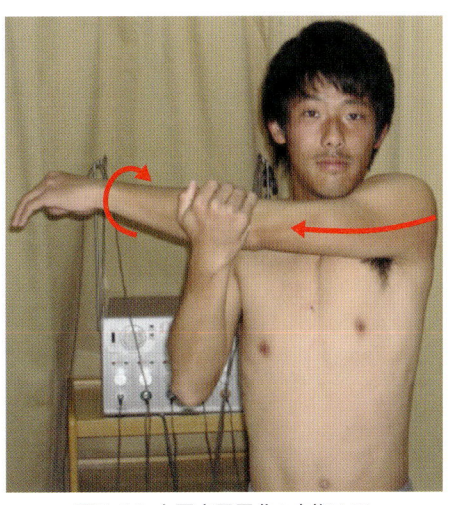　　　　図3-24　左肩水平屈曲＋内旋テスト

③座位：頚部回旋テスト

頚部に対しても左右回旋域を調べてみる。

テスト結果：頚部左旋障害＋

明らかに左側への回旋制限が認められた。

図3-25では、左肩の内旋傾向が強いために大きく頚部を右回旋しやすくその可動域は広い。それに体幹も同調して左に回旋しているのが診てとれるが、図3-26では、頚部左回旋が不十分であるばかりか体幹の連動は全く認められない。左肩の内旋傾向が強いために、頚部左回旋とぶつかり合い、相殺関係となってしまうためである。

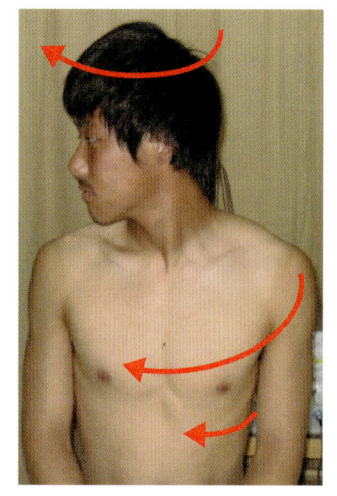

図3-25 頚部右回旋テスト　　　図3-26 頚部左回旋テスト

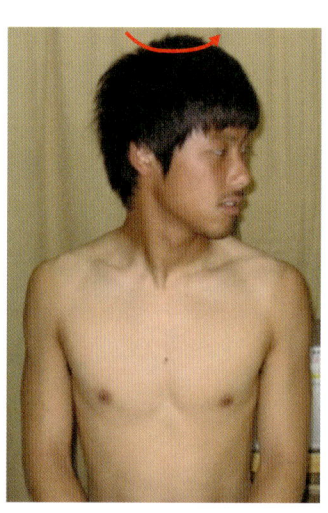

④仰臥位：足底部からの診察

診察結果：左下肢外旋位、右下肢内旋位

下肢においては立位同様、仰臥位でも左下肢の外旋（Toe-out）傾向が強く、右下肢では内旋（Toe-in）傾向が強いことがわかった。

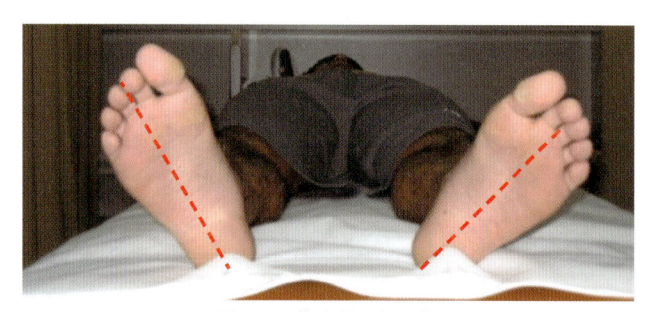

図3-27 治療前の仰臥位

【考察】

　診察とテスト結果からすると、このクライアントのアライメントは、上半身においては、左回旋障害が、下半身においては、逆の右回旋障害が生じていることが確認され、上半身と下半身では正反対の回旋障害が発生していたことが明らかとなった。

　このクライアントは、左足を軸に右足にて振りぬくキックを習慣的に多用するサッカー選手であるため、このようなねじれの姿勢が固定化させてしまったものと想像することができた。

【このアライメントから導き出される治療方針】

　このようにアライメント情報から得られたものから治療方針につなげていこうとするならば、上下肢ともに統合的に扱っていくという基本姿勢に立った上で、まず改善させたいポイントを明確に整理してみることにする。

障害と改善したいポイント

①上肢は、右外旋位で左内旋位。特に左上肢に外旋障害が顕著で、頚部も左旋が制限されている。⇒左上肢の外旋と右上肢の内旋、頚部の左旋の改善を図りたい。

②下肢は、左外旋（Toe-out）位で右内旋（Toe-in）位。特に左下肢に内旋障害が顕著。⇒左下肢の内旋と右下肢の外旋改善を図りたい。

治療方針

　①と②のすべての回旋障害部位に対して個別に局所治療を実施していくことは、非効率的であり、また過剰刺激にもなりかねない。そこでダイナミックロト・鍼灸では、極力少ない刺激で効率よく全体の回旋障害を改善させることを目的に、相反作用を利用した対側の治療として上下肢とも外旋位にあって内旋しにくい部位だけを治療してみて、それにより対側の外旋障害を示している部位まで相反作用により同時に改善させようと考えた。

治療

　このクライアントの場合、左下肢の内旋を改善させることを目的に左足部と下腿から2穴を取穴し、内旋運動鍼をしただけで、左下肢の内旋が大きく改善するとともに、治療をしていない対側右下肢の外旋までもが改善したことが確認できた（ダイナミックロト・鍼灸の詳しいやり方については第6章参照）。次に、内旋障害を示している右上肢の遠位部から1穴のみを取穴し、内旋運動鍼を行ったところ、これもまた右上肢の内旋とともに対側の左上肢の外旋まで大きく改善させることができた。

【治療結果】

　左上肢の外旋が大きく改善していることが確認できる（図3-29）。また仰臥位にて下

肢の回旋を治療前後で比較してみた。

　治療前と比べると、右下肢の外旋域と左下肢の内旋域が明らかに拡大し、改善が認められた（図3-30〜図3-35）。結果として、このクライアントの主訴であった肩こり、頭重感は消失し、体の動きも良くなったという好成績を出すことができた。

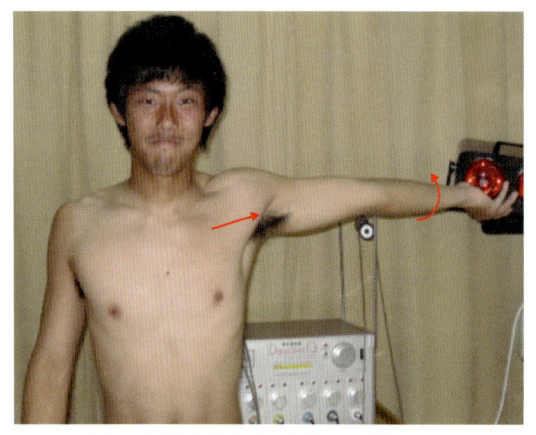

図3-28 治療前左肩水平伸展＋外旋テスト

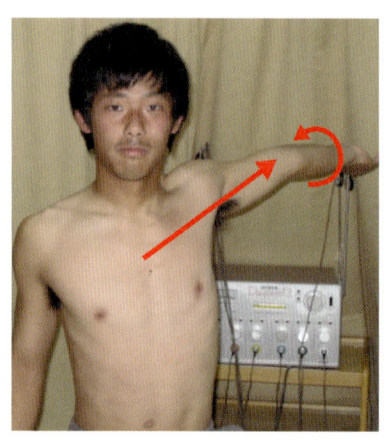

図3-29 治療後左肩水平伸展＋外旋テスト

【仰臥位：下肢アライメントの治療前後での比較】

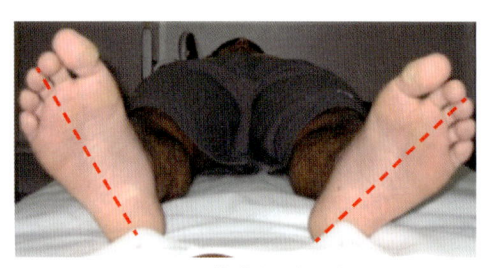

図3-30 治療前の仰臥位

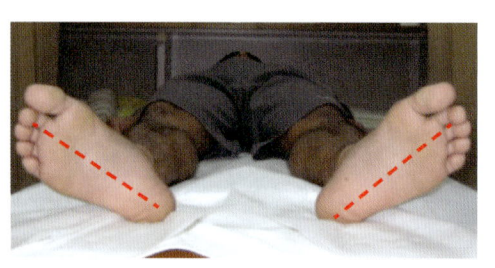

図3-31 治療後の仰臥位

【仰臥位：右下肢の外旋域の治療前後の比較】

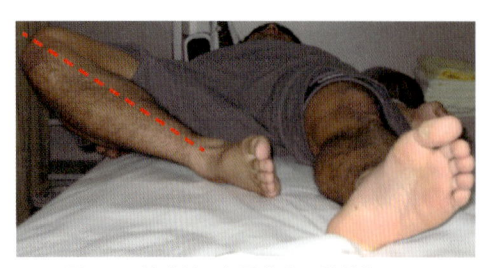

図3-32 治療前の仰臥位右下肢外旋テスト

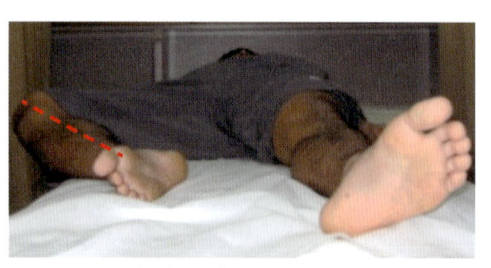

図3-33 治療後の仰臥位右下肢外旋テスト

【仰臥位：左下肢の内旋域の治療前後の比較】

図 3-34 治療前の仰臥位左下肢内旋テスト

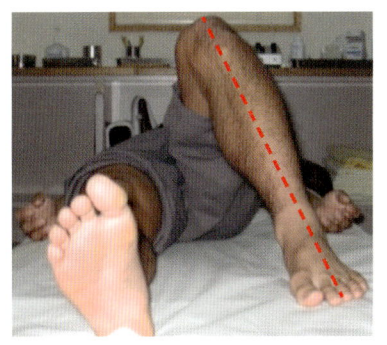

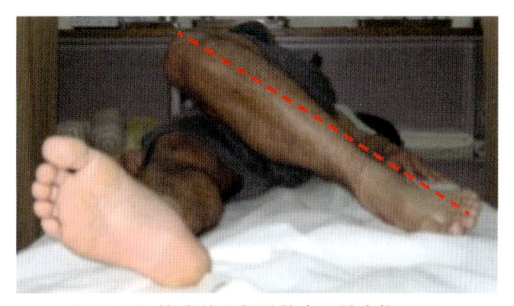

図 3-35 治療後の仰臥位左下肢内旋テスト

　治療方法の詳細説明については後に続く章に回すこととして、実験的に行った対側からの治療だけでこのようなアライメントに変化をもたらすことのできる治療理論が最大の特徴となっている。それは回旋障害を解消する目的で行った運動連鎖を利用したトータル的な治療法であり、既存の局部的な治療方法とは全く異なるものである。

　これらの事実は、クライアントの訴える痛みや不快感のある場所と真の原因とは必ずしも一致しないということを教訓にしていかなくてはならないことを気づかせてくれるものである。

◇ 第四章 ◇

運動連鎖と回旋運動の関係

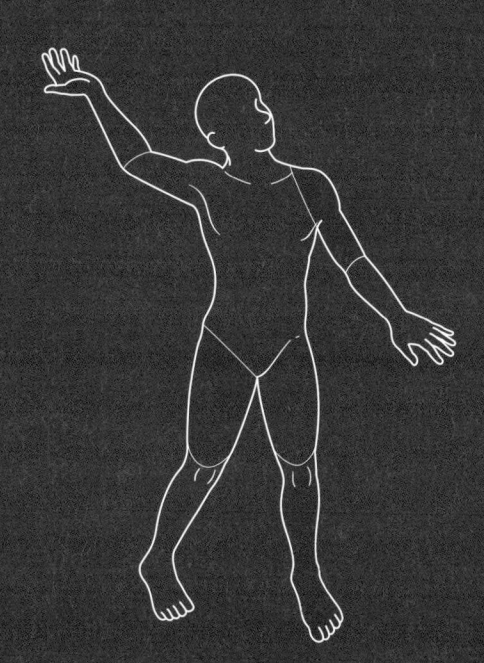

回旋運動が人体においてどのように作用し、そしてその結果どのように姿勢に反映するかについての説明は前章のとおりであるが、この章においては、実際に回旋運動連鎖の法則性を簡単ではあるが確認しておくことにする。ただし細かい運動学的な説明ではなく、あくまで日常臨床の一助となりうる範囲での四肢と頚部の関連性を中心に話を展開していく。

1．頚部と上肢の回旋連鎖

　上肢の土台となる上肢帯は、胸郭上に浮遊するという特徴を有しているばかりか身体各部とのつながりを有するため、身体各部の機能的変化は少なからず上肢帯機能に影響を及ぼす。そのため身体各部の機能障害が上肢の障害を引き起こすことも多い。
　上肢は、手を道具として使う上肢本来の機能の他、体重支持、推進力、身体バランスの保持にとあらゆる機能に関与する。他の身体各部での機能が十分に果たされない場合には、代償的に上肢の機能が不足する働きを補う役割も果たしている。
　このように、上肢帯は身体機能に大きな影響を及ぼす反面、身体各部からの影響を強く受ける部位でもある。ダイナミックロト・セラピーでは、運動連鎖を診るには格好の部位であると確信し、上肢への診察を最も重要視している。
　上肢が頚部からの神経支配下にあることは既知の事実であるが、解剖学的にもう少しその視野を広げていくと、肩背部の僧帽筋、前胸部の大胸筋、そして背部から腰部にかけて広範囲に体幹部後面を覆う広背筋までもが頚部からの神経支配下に置かれている事実に今さらながら気付かされることになる。これを換言するなら、「上半身は首の支配下にある」とでも言えるであろう。
　頚部はその上にある頭部（脳）の位置を常に水平に保ち、平衡感覚に支障が生じないように配慮しながらその下にある身体を動かす役目を果たしているが、頚部自体、解剖学的

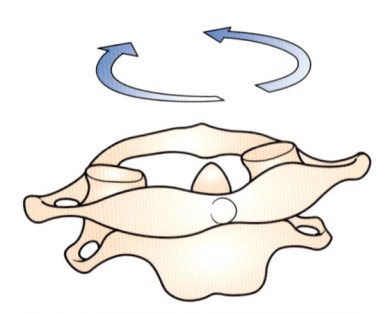

図 4-1　環軸関節（第1頚椎と第2頚椎）

に見ても環軸関節（C1/2）の構造（図4-1）が示すとおり、回旋運動の源であり、「回旋動作の司令塔」とも言える存在なのである。その頚部の支配下にあり従属物である上肢帯とは密接に連携する必要があり、そこには約束事（法則）が存在している。もちろん頚部や上肢はそれぞれ随意的には単独で動くことも可能ではあるが、大きな負荷がかかる動作目的を果たすには、頚部の動きと上肢の動きは一定の法則の上で連携しながらその任務を遂行しなければならない。

まずはどのように頚部と上肢が連携していくことが運動連鎖上自然で、合理的なのかを簡単な実験を通じてタイプ別に明らかにしてみたい。

1）PRONO（内旋系）動作

上肢の回旋動作には大きく分けて内旋と外旋の2種類のタイプがあることはすでに説明済みであるが、まずはその1つである内旋の動きを取り上げてみたい。本理論では、内旋系の動きを「PRONO」、外旋系を「SUPINO」と、いずれもラテン語を語源とした名称で呼ぶことにしているので、この呼称に読者もぜひ慣れてほしい。

まずは上肢を内旋方向に回旋するPRONO（内旋系）動作の場合を見てみよう。

なお動作としては一ねじりにしてしまえば一瞬にして実行されてしまう動作であっても、誌面上では分節ごとにその連鎖を説明する。そのため以下のような難解な表現となってしまうことをお断りしておきたいと思う。

上肢内旋系の動き

掌を下へ向ける⇒手首掌屈⇒前腕回内⇒上腕内旋⇒肩甲骨外転・上方回旋

頚部の動き

実験①：内旋させている上肢の動きとは反対側へ頚部を回旋させる（図4-2）。
実験②：上肢はそのままで今度は内旋している上肢側へ頚部を回旋する（図4-3）。

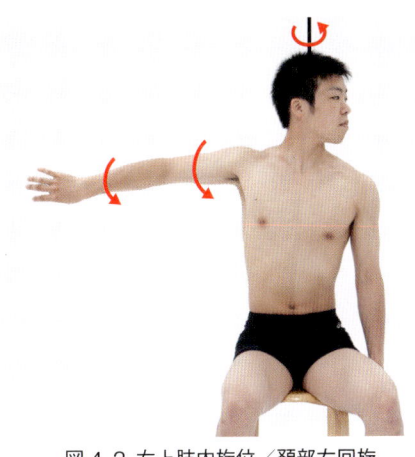

図4-2 右上肢内旋位／頚部左回旋 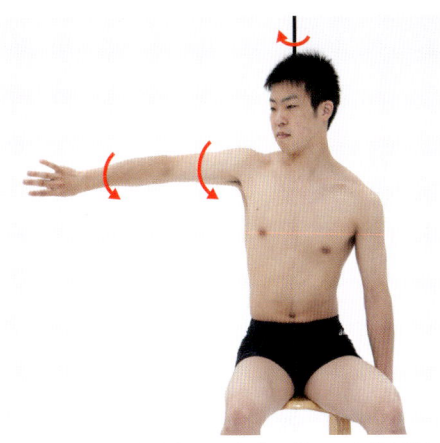　　　図4-3 右上肢内旋位／頚部右回旋＝不自然な動き

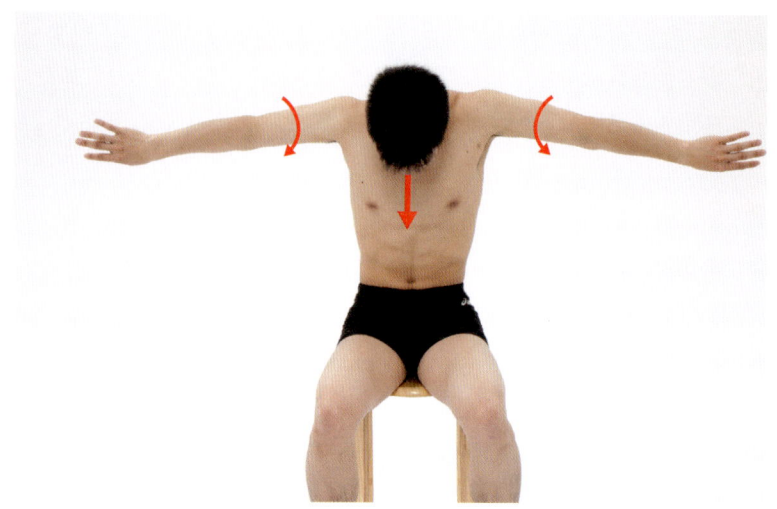

図 4-4　両上肢内旋位／頚部屈曲

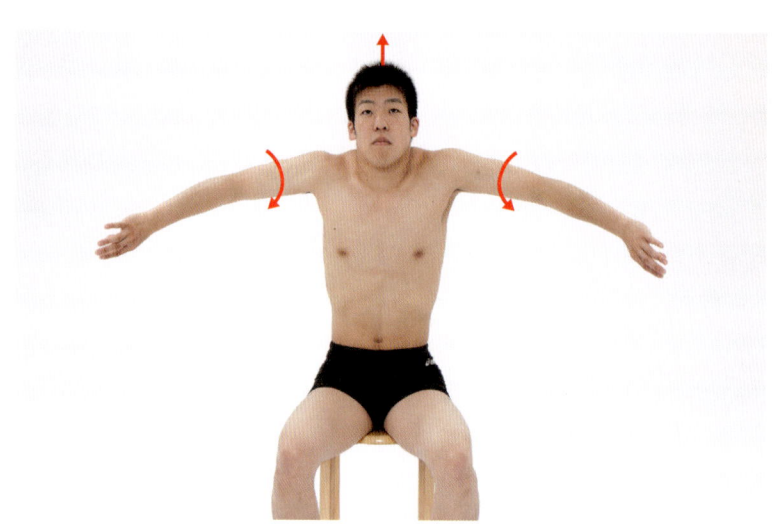

図 4-5　両上肢内旋位／頚部伸展＝不自然な動き

実験③：両上肢を同時に内旋させてから胸椎を後弯し、頚部を屈曲させ、前傾姿勢とする（図 4-4）。

実験④：同様に両上肢を内旋させたまま今度は頚部だけを伸展させる（図 4-5）。

結　果：実験①（図 4-2）と実験③（図 4-4）が連鎖としては自然で、②と④は不自然であった。これにより上肢の PRONO（内旋系）動作には、頚部や体幹を前傾させやすくしたり、反対側に回旋させながら頭部を遠ざける作用があることが確認できた。

内旋動作の日常での利用目的

内側から外側へ力を放出する（押す・突く・放つ・止める・抑える等）ための動き、ま

たは外側から内側へ逃避するための動き等に使われる。

2）SUPINO（外旋系）動作

次にもう1つの回旋パターンである、上肢を外旋方向に回旋連鎖させるSUPINO、つまり外旋系動作の場合を検証する。

上肢外旋系の動き

掌を上に向ける⇒手首背屈⇒前腕回外⇒上腕外旋⇒肩甲骨内転・下方回旋※

※ ダイナミックロト・セラピーでは本来SUPINO（外旋）動作は、下肢からの上行性連鎖としての動きであるととらえているため、本来なら連鎖の表記は近位から遠位への伝播表記にしなくてはないところだが、上肢に限っての連鎖実験であるので便宜上、下行性の遠位から近位への逆の表記としている。

頚部の動き

実験①：外旋させている上肢の動きと同側へ頚部を回旋させる（図4-6）。

実験②：上肢はそのままで、今度は頚部を外旋している上肢とは反対側へ回旋する（図4-7）。

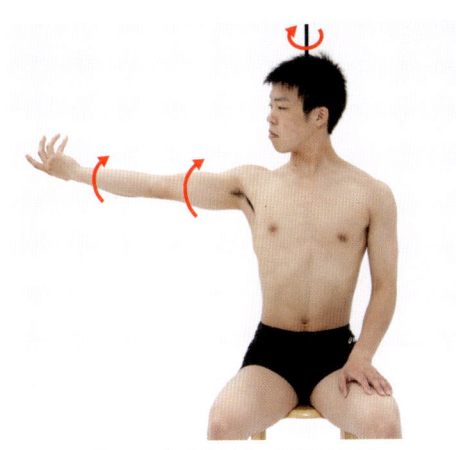

図4-6 右上肢外旋／頚部右回旋

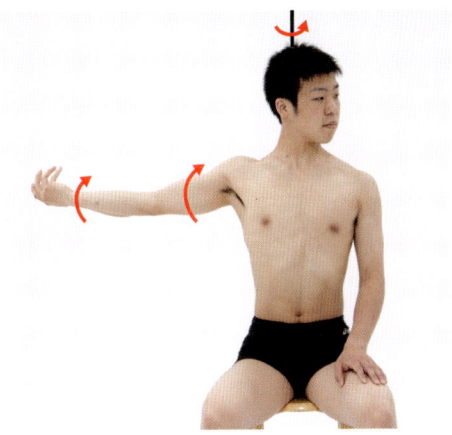

図4-7 右上肢外旋／頚部左回旋＝不自然な動き

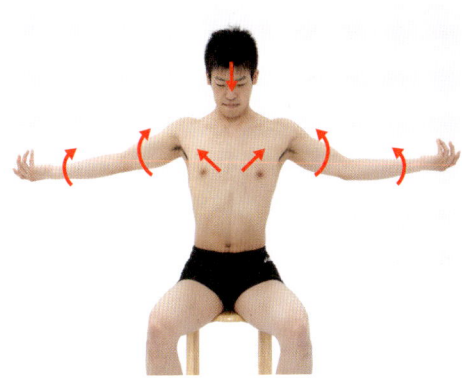

図4-8 両上肢外旋／頚部屈曲＝不自然な動き

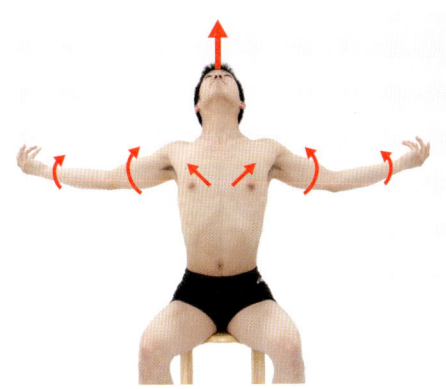

図4-9 両上肢外旋／頚部伸展

実験③：両上肢同時に外旋・胸椎前弯させてから頚部を屈曲させてみる（図4-8）。
実験④：同様に両上肢を外旋・胸椎前弯させたまま今度は頚部を伸展させる（図4-9）。
結　果：実験①（図4-6）と実験④（図4-9）が連鎖としては自然で、②と③は不自然であった。

これにより上肢のSUPINO（外旋系）動作には、頚部や体幹を後傾させたり、外旋する上肢側に回旋、引き寄せやすくしたりする作用があることが確認できた。

外旋系動作の日常での利用目的

外側から内側へ取り込む(つかむ、握る、引き込む、招き入れる等)ための動きとして使われる。

3) SUPINOとPRONOの相反

内旋と外旋という上肢における回旋連鎖の動作目的が明確になったところで、もう1つ追加実験を試みることにした。それは内旋と外旋を同時に相反させて行わせるというもの

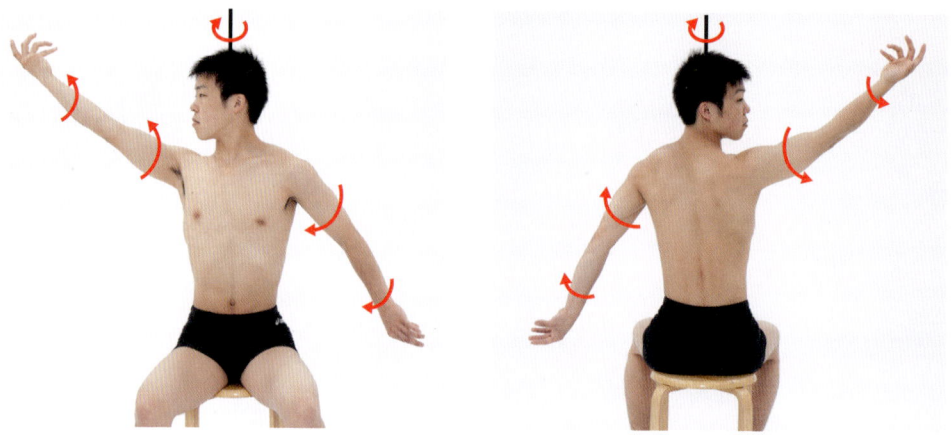

図4-10　右上肢外旋／左上肢内旋／頚部右旋

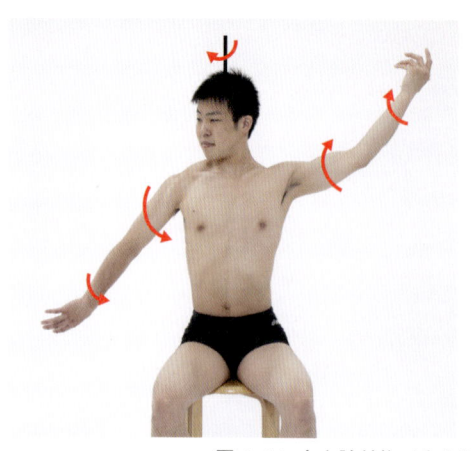

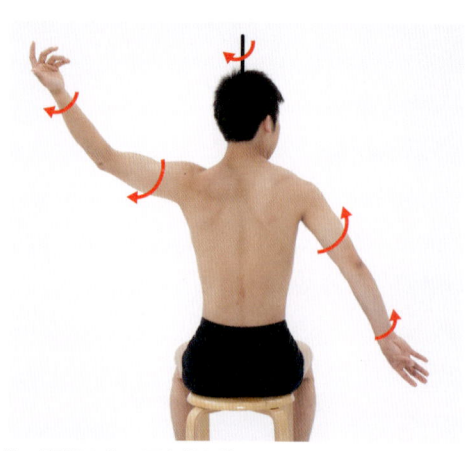

図4-11　左上肢外旋／右上肢内旋／頚部右旋＝不自然な動き

である。両上肢の均等な力加減により、一方の上肢を内旋、他方を同時に外旋した場合、頚部はどの方向に向けるのが自然な連鎖なのかを検証した。すると、片側の上肢だけで外旋するだけでも頚部は外旋上肢側に回旋しやすくなる（図4-6）のに対して、それに対側の上肢の内旋が参加することにより外旋上肢側への頚部の回旋は助長される効果が認められた（図4-10）。また逆に、上肢はそのままで頚部だけを反対に回旋してみると（図4-11）、抵抗感や違和感を確認することができ、運動連鎖障害の発生について垣間見ることができる結果が得られた。

以上の結果から、頚部と上肢の間には、「頚部は上肢の外旋方向に同調して回旋していく」という法則があることと、さらには、「対側の上肢の内旋運動には、主動上肢の外旋に同調して回旋する頚部の運動を後押しする」法則があることがおわかりいただけると思う。

2．頚部と下肢の回旋連鎖

下肢については、上肢にはなかった荷重下における姿勢保持などの抗重力作業の任務を遂行しなくてはならないという環境条件の違いから、上肢に比べその自由度が低いことは明らかであるが、発生学的、解剖学的に見ても頚部と下肢は大変重要なつながりがあるのは明白な事実である。上肢のときと同様、目的を持った動作を実行する上で頚部と下肢との間にどのような動きの連鎖の法則性を見出すことができるのかを見ていくことにする。

下肢の回旋タイプに関しては、便宜上機能的側面から2種類の分類法※を活用している。まず第一に、地面からの床反力を上行性に対側上肢の外旋動作として伝えるための回旋タイプとしての、KI-TO（Knee-in、Toe-out）（図4-12）タイプ。このタイプは、下腿も対側の上肢も外旋位となることから、ダイナミックロト・セラピーにおいては、SUPINO（外旋系）動作に属する下肢のタイプとして位置づけている。

もう1つのタイプは、逆に上肢の内旋運動からの連鎖を対側の下肢へと下行性に伝えるための下肢の回旋タイプで、KO-TI（Knee-out、Toe-in）（図4-13）名称を採用し、上肢・下腿ともに内旋位となることからPRONO（内旋系）動作回旋タイプとして位置づけている。

この下肢の2タイプの回旋動作が、離れた頚部の回旋に対してそれぞれどのような影響を与えるのかを検証してみた。

　　※理学療法士で『ファンクショナルテーピング』（ブックハウスHD）の著者である川野哲英氏が提唱している機能的な分類、テスト法。

1）SUPINO（外旋系）動作（KI-TO タイプ）

　対側の上肢の外旋動作と連動する下肢のタイプとして、KI-TO の肢位が頚部にどのような影響を与えるのかを検証してみた。

片側下肢の動き

　KI-TO（母趾荷重⇒下腿外旋⇒大腿内旋⇒骨盤・体幹の外方回旋）（図 4-12）

頚部の動き

　実験①：KI-TO となっている下肢と反対方向への回旋（図 4-14）。

　実験②：KI-TO となっている下肢と同じ方向への回旋（図 4-15）。

　結　果：実験①（図 4-14）のほうが連鎖としては自然で、②は不自然であった。

　これにより下肢の KI-TO という動作には、頚部を反対側に回旋させる作用があることを確認できた。

KI-TO 動作の日常での利用目的

　斜め前方や外側への蹴り出しと移動、体幹の外方へのねじりの動きとして使われる。

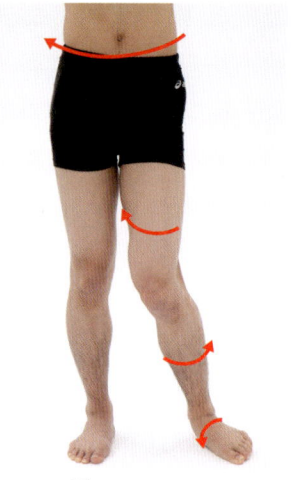

図 4-12 KI-TO

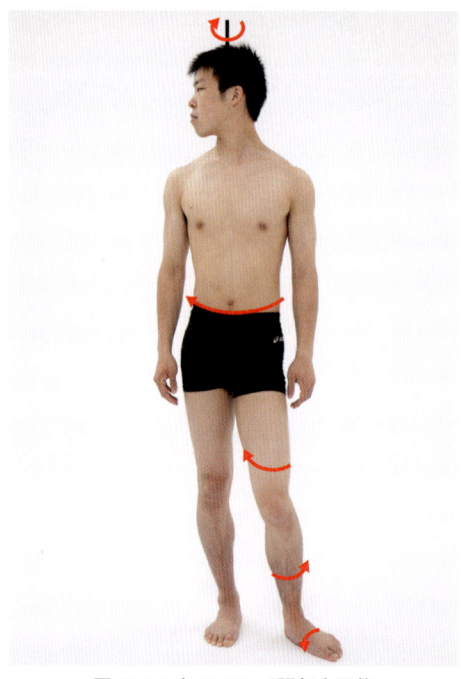

図 4-14 左 KI-TO ／頚部右回旋

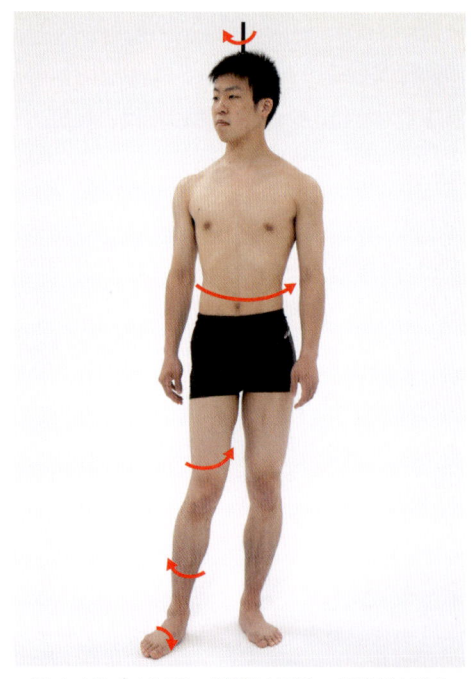

図 4-15 右 KI-TO ／頚部右回旋＝不自然な動き

2）PRONO（内旋系）動作（KO-TIタイプ）

次に、対側上肢の内旋運動と連動する下肢の回旋タイプとしてKO-TIの肢位が頚部に与える影響を検証してみた。

片側下肢の動き

KO-TI（体幹の内方回旋⇒大腿外旋⇒下腿内旋⇒足部外側荷重）（図4-13）

頚部の動き

実験①：KO-TIとなっている下肢と同じ方向への回旋（図4-16）。

実験②：KO-TIとなっている下肢と反対方向への回旋（図4-17）。

結　果：実験①（図4-16）のほうが連鎖としては自然で、②は不自然であった。

これにより下肢のKO-TIという動作には、頚部を同方向に回旋させる作用があることが確認できた。

KO-TI動作の日常での利用目的

斜め後方への蹴り出しと移動、体幹の内方へのねじりの動きとして使われる。

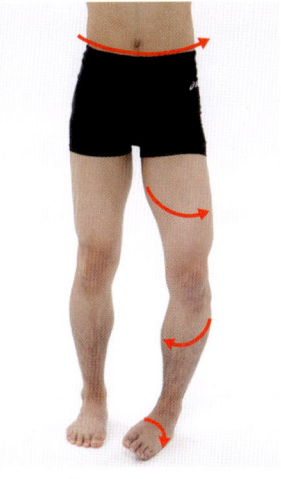

図4-13 KO-TI

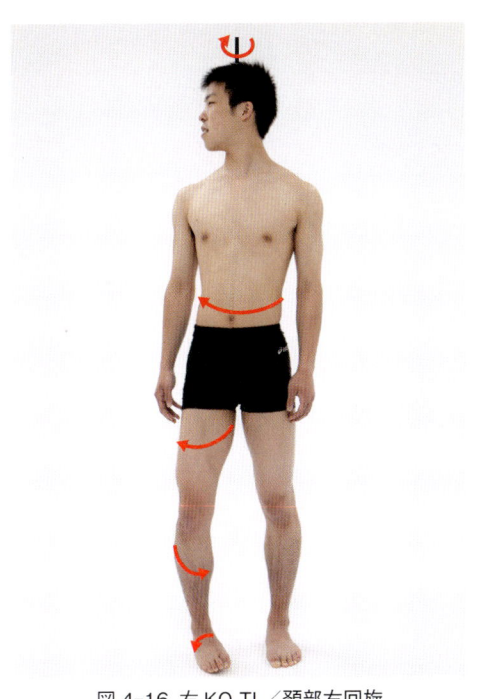

図4-16 右KO-TI／頚部右回旋

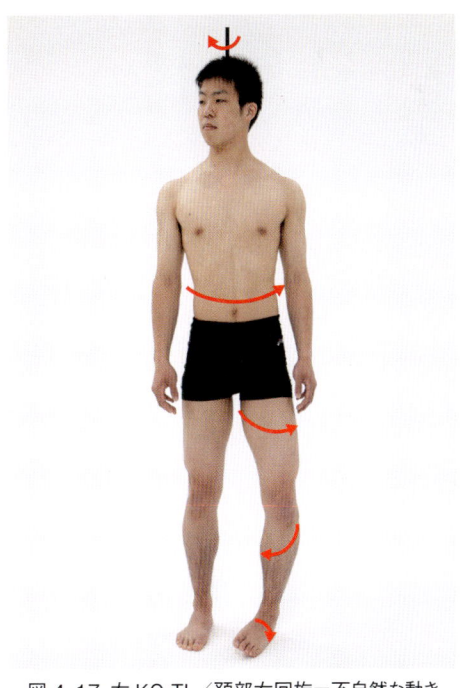

図4-17 左KO-TI／頚部右回旋＝不自然な動き

3) KI-TO と KO-TI の相反

　次いで上肢のときと同様、両下肢を同時に相反（一方を KI-TO、対側を KO-TI）させて回旋させた場合の頚部に対する影響を検証した。

　その結果、一方の下肢片側だけで KO-TI させたときよりも、対側の下肢が KI-TO することで KO-TI 下肢側への頚部の回旋はさらに助長されて頚部の回旋しやすさを後押しする効果が認められた（図4-18）。相反性を利用した同時連鎖動作は、頚部を KO-TI 方向に回旋させやすくするという法則が明らかとなった。また逆に、KI-TO 側に頚部を回旋させてみると（図4-19）、上肢のときと同じく抵抗感や違和感が増強することも確認できた。

　以上の結果から、左右下肢間での連動性の重要性とともに、上肢のみならず下肢から頚部への影響も大きく、広範囲にわたり連鎖が生じていることが確認できた。

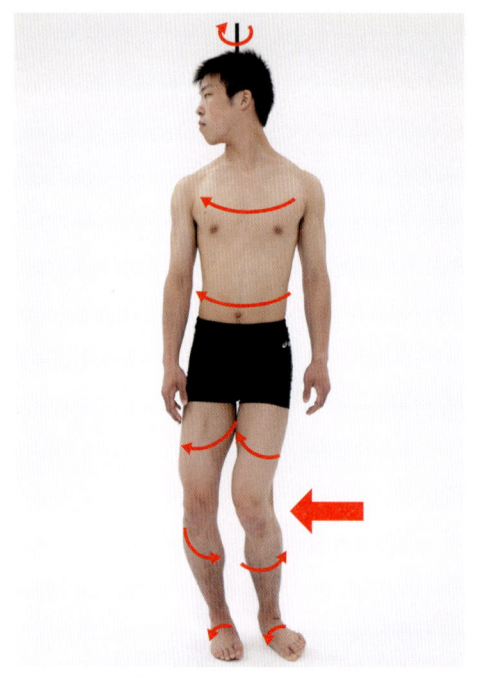

図4-18　右 KO-TI ／左 KI-TO ／頚部右回旋 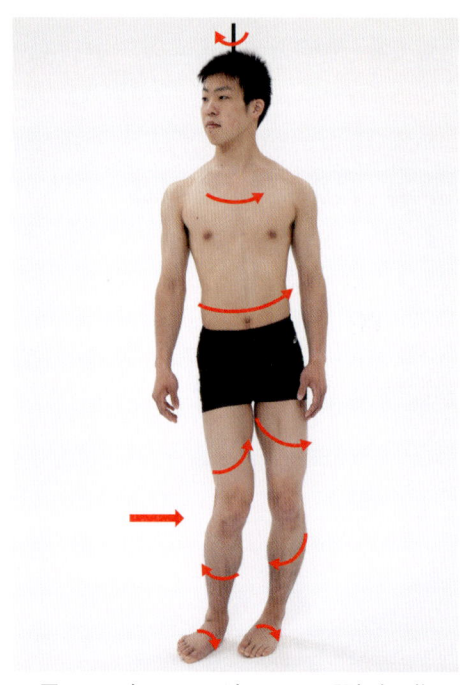　　　図4-19　右 KI-TO ／左 KO-TI ／頚部右回旋
　　　　　　　　　　　　　　　　　　　　　　　　　　　　＝不自然な動き

3．四肢と全身の回旋連鎖

　回旋動作の司令塔である頚部の動きを中心にして、四肢（上肢・下肢）の回旋運動が同時に行われた場合、どのような連鎖の法則が認められるかを検証する。

1）PRONO（内旋系）動作とSUPINO（外旋系）動作を相反させた場合

上肢の動き

片側：PRONO（内旋系）動作（掌を下へ向ける⇒手首掌屈⇒前腕回内⇒上腕内旋⇒肩甲骨上方回旋）。

対側：SUPINO（外旋系）動作（肩甲骨の下方回旋⇒上腕外旋⇒前腕回外⇒手首背屈⇒掌を上に向ける）。

下肢の動き

片側：PRONO内旋系動作 KO-TI（大腿外旋、下腿内旋）。

対側：SUPINO外旋系動作 KI-TO（大腿内旋、下腿外旋）。

頚部や体幹部の動き

下肢KO-TI側へ回旋していくが、それは同時に下肢KI-TOとは反対側への回旋がより強調されることを意味する。PRONOとSUPINOのバランスが取れていれば、特に体幹や頚部の極端な前傾・後傾の傾向は認められず、正中において均等なねじり姿勢となる（図4-20）。仮に双方の回旋バランスが取れていない場合には、何らかの姿勢変位が出現してくることになるので、回旋バランスの診察は重要となる。

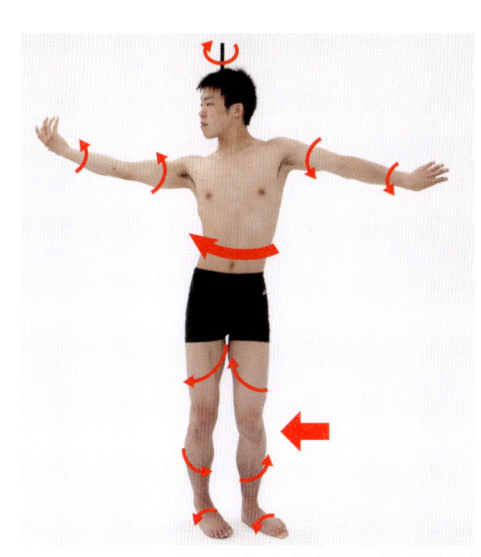

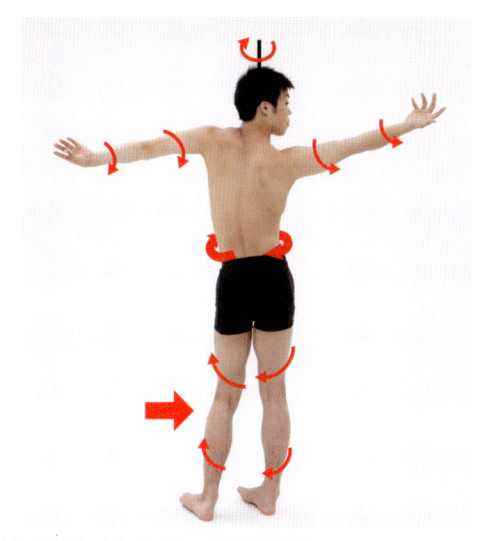

図4-20 右上肢外旋／左上肢内旋／右KO-TI／左KI-TO／頚部右回旋

逆にKI-TO側へ頚部と体幹を回旋していくと、それはPRONOとSUPINOの力のバランスが取れていたとしても不自然な動きとなって、様々な個所に無理がかかり抵抗感や違和感を生じさせることが判明した（図4-21）。

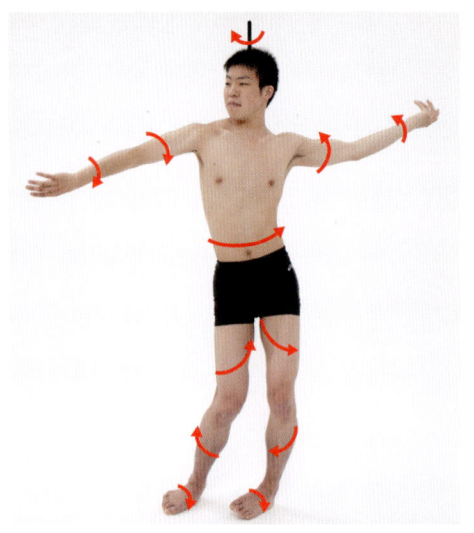

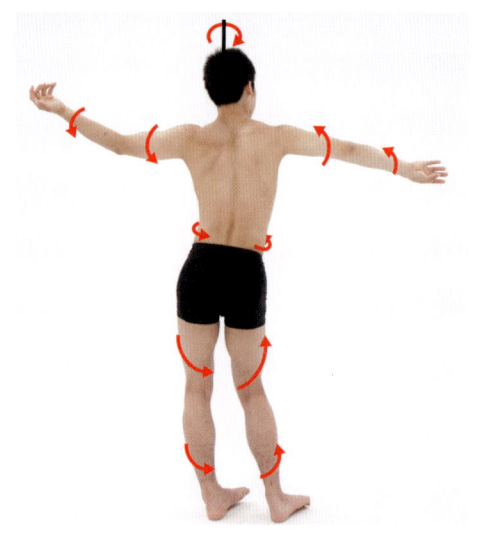

図 4-21　右上肢内旋／左上肢外旋／右 KI-TO／左 KO-TI／頚部右回旋

　これまでの実験を通して言えることは、上肢には上肢間での、下肢には下肢間での連鎖があり、その上で上肢と下肢間、さらに頚部を含めた統合的な連鎖の法則があることが明確になったということである。その法則に反する動きは、意図的には可能ではあるものの、継続的には本来の自然な連鎖を妨げるばかりか、それが常習化されることで障害につながっていくことが予想される。

　これらの事実を踏まえた上で、この法則を治療の柱として取り入れていき、今まで気づかなかった新たな治療法開発（ダイナミックロト・セラピー）につなげていきたいと考えるに至ったのである。

4．四肢の回旋連鎖とパフォーマンス

　回旋の運動連鎖について理解が深まったところで、四肢の回旋動作の組み合わせによりパフォーマンス上ではどのような力や方向性が発揮されるものなのかを簡単に説明してみたい。

　上下肢の回旋に伴う体幹への影響を紹介するが、まず最初に上肢の回旋が身体全体に与える影響から見ていくことにする。

【両上肢を同時外旋した場合】

図4-22 両上肢の同時外旋（前額面）

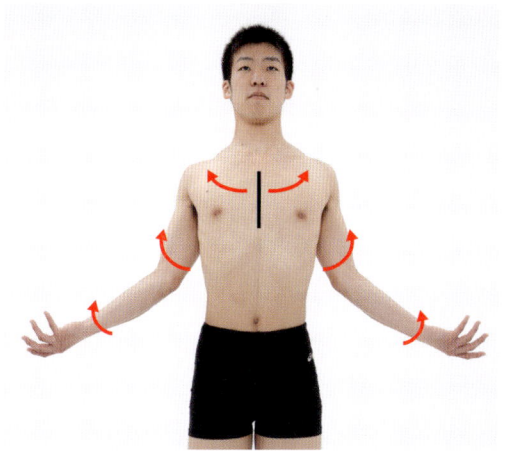

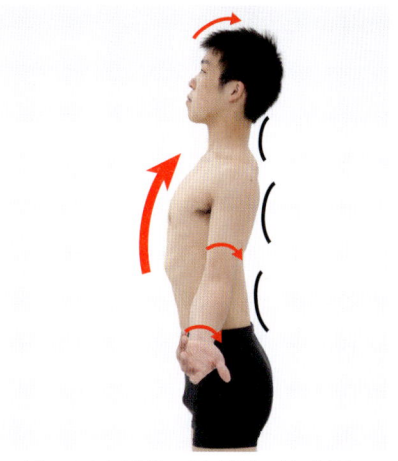

図4-23 両上肢の同時外旋（矢状面）

　両上肢を同時に外旋した場合、肩甲骨内転、胸椎伸展、胸郭挙上の運動連鎖が起こる。胸郭が広がるので呼吸については吸気しやすくなり、前後における力の発揮では、前方への「押す」動作に適した姿勢になる。

　例としては、受傷により右肩関節内旋位（外旋が困難）の姿勢不良がある場合、右上肢については前に押す力を発揮しにくい肢位であるということになり、バスケットボールのシュート、ボクシング、相撲（図4-24）などではスポーツパフォーマンスに与える影響は大きい。

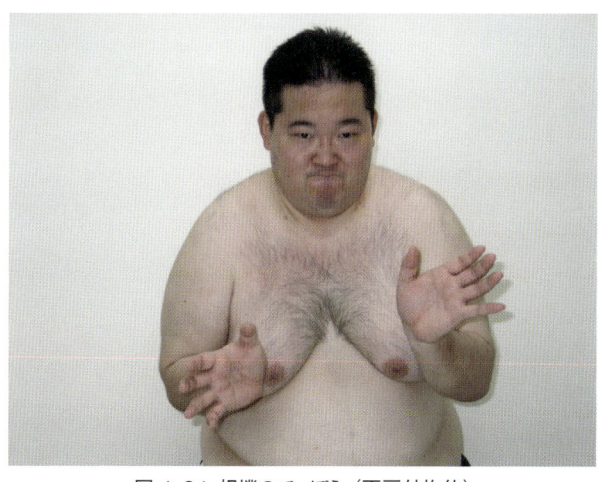

図4-24 相撲のてっぽう（両肩外旋位）

【両上肢を同時内旋した場合】

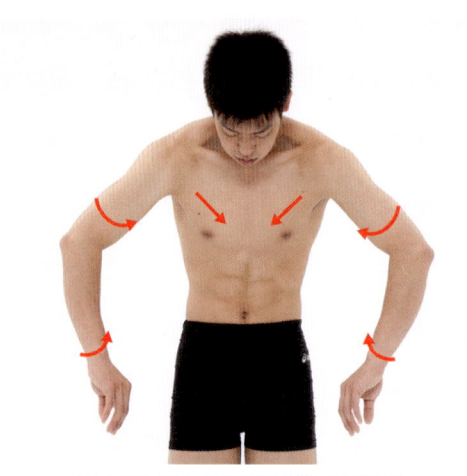

図 4-25 両上肢の同時内旋（前額面） 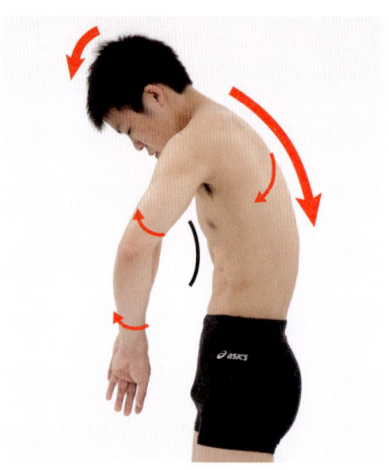　　　図 4-26 両上肢の同時内旋（矢状面）

　両上肢の同時内旋では、肩甲骨外転、胸椎屈曲、胸郭下制の運動連鎖が起こり、これにより呼吸は呼気しやすくなり、前後動作においては、後方への「引く」動作に適した姿勢になる。例としては、車いすの操作（図4-27）、水泳の水をかく動作、などがある。
　次に、下肢の回旋がどのようにパフォーマンスに影響を与えるのかを見ていくことにする。

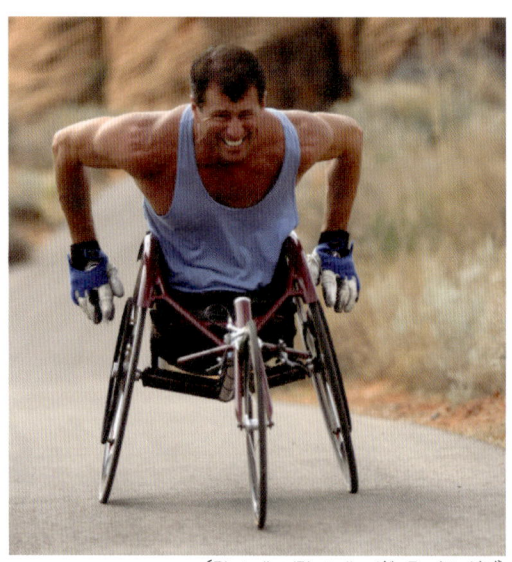

〔Photodisc/Photodisc/ゲッティイメージズ〕
図4-27 車椅子操作

【両下肢を同時外旋した場合】

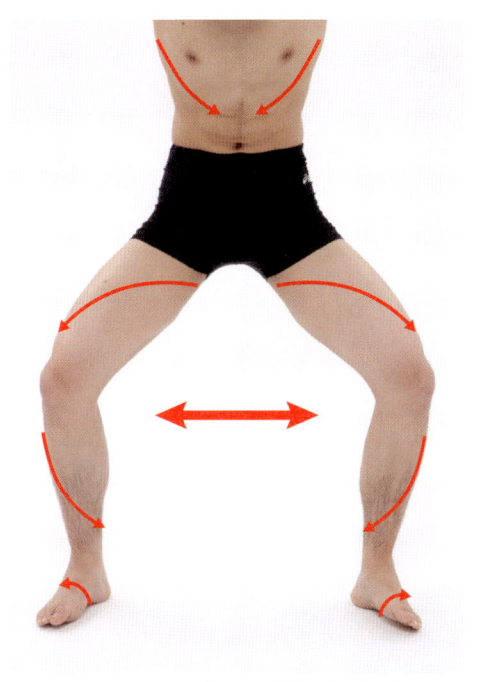

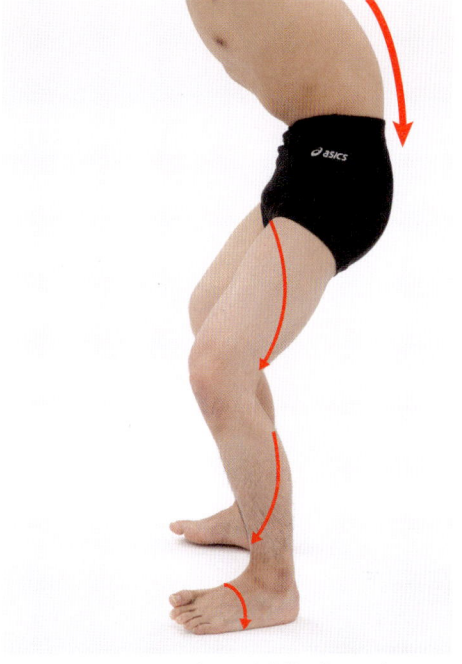

図 4-28 両下肢の同時外旋（前額面）　　図 4-29 両下肢の同時外旋（矢状面）

　両下肢の同時外旋では、骨盤後傾、膝内反、足部回外の運動連鎖が起こり、前後動作では、前方への「押す」動作、またその反作用でバックステップの停止に適した姿勢となるので、スポーツではディフェンスに適した姿勢であると言える（図4-30）。

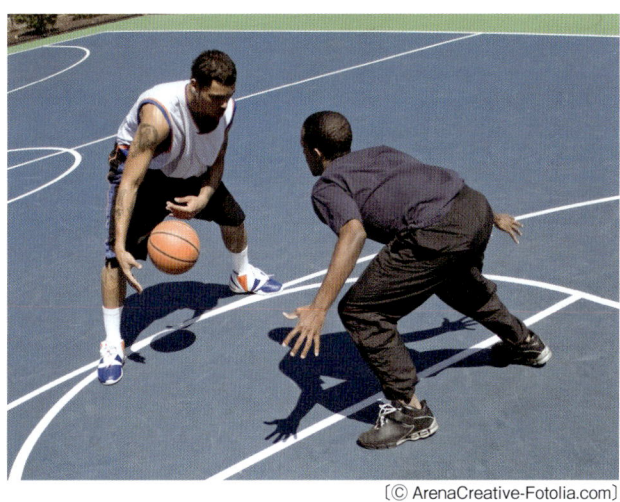

〔© ArenaCreative-Fotolia.com〕
図 4-30 バスケットボールのディフェンス

【両下肢を同時内旋した場合】

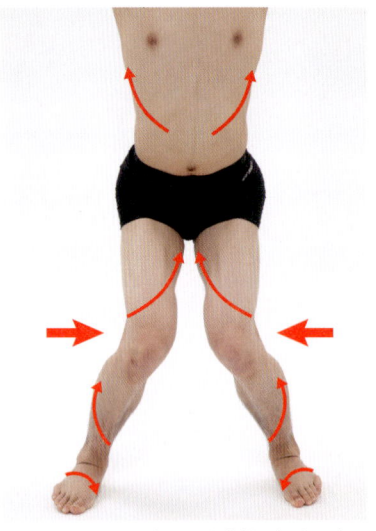

図 4-31　両下肢の同時内旋（前額面）

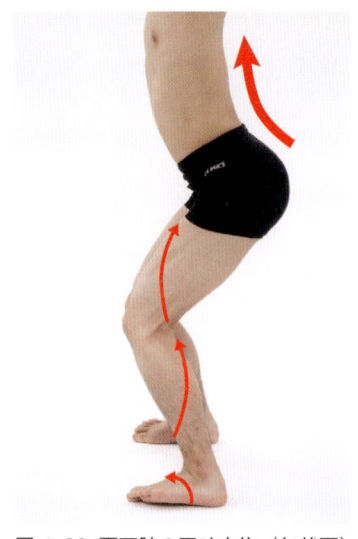

図 4-32　両下肢の同時内旋（矢状面）

　両下肢の同時内旋では、骨盤前傾、膝外反、足部回内の運動連鎖が起こり、前後動作では、後方への「下がる・引く」動作、また前進から後退に切り替える際のストップ、ブレーキ動作（図4-33）をしやすい姿勢となる。

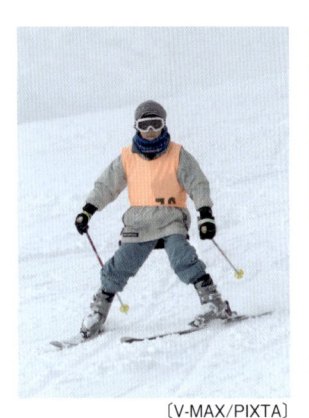

〔V-MAX/PIXTA〕
図 4-33　スキーのボーゲン

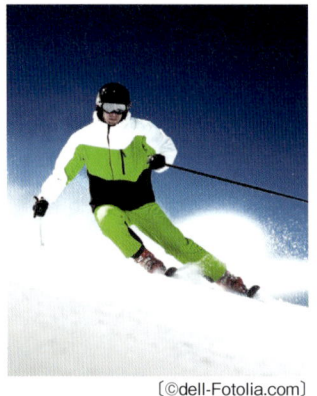

〔©dell-Fotolia.com〕
図4-34　スキーの滑り
（左側内旋・右側外旋）

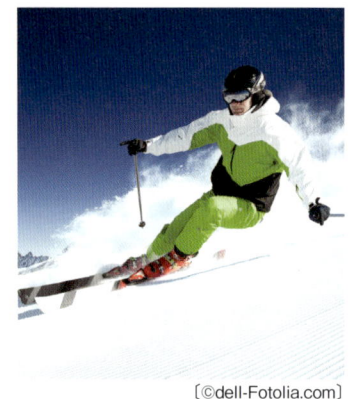

〔©dell-Fotolia.com〕
図4-35　スキーの滑り
（右側内旋・左側外旋）

　以上のように、内旋や外旋を同方向に回旋する組み合わせでは、身体は前後方向へのパフォーマンスを出現させることになるが、左右で相反させることにより、側方（内旋方向から外旋方向）への動き（図4-34、図4-35）へと変化していくのである。このように身体は四肢の回旋の組み合わせにより動きや力を伝える方向性づくりをして、体を思いのままに操作しているのである。

DYNAMIC ROTO THERAPY

◇ 第五章 ◇

ダイナミックロト・セラピーとダイナミックロト・鍼灸

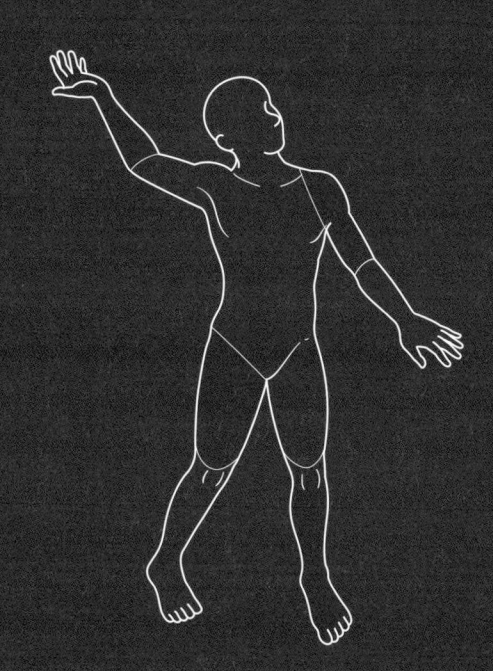

何気なくテレビのニュース番組を見ていたときのことである。牡蠣の養殖業者組合の人たちが山の植樹に精を出しているニュースが目に飛び込んできたことがあった。一見すると関連性を感じられないばかりか、海の清掃ならいざ知らず、本来林業の仕事である山の植樹をなぜ海の男たちが積極的に行っているのかと疑問を感じつつ、最初は冷ややかに静観していた。しかし、段々とその報道内容が進むにつれ、いつの間にか最初抱いていた先入観は消え去り、画面にくぎ付けになっている自分に気づかされていたのであった。

　牡蠣養殖業者の方々が自分の持ち場である海から離れ、わざわざ山に登って植林に勤しむ意味は何だったのだろうか。それは、本来海と山との間には自然環境において切っても切れない環境連鎖の仕組みがあったからに他ならない。山の森林伐採が進んだことで環境破壊が深刻化し、山から川を経て海へと流れ出る様々な自然鉱物からの栄養素の供給が妨げられ、結果として海の環境が悪化し、海水内の栄養素の枯渇によって牡蠣の育成に深刻な影響を与えているという内容の報道だったのである。

　牡蠣の養殖業者の方々も、最初は自分たちのホームグランドである海の清掃や水質保全に尽力されていたそうだが、それでは根本的な解決策にはならず、年々悪化の一途をたどる牡蠣養殖の前途を危惧し、真剣にその原因究明に乗り出していた結果、次第にその視線を山林の環境に向けるようになり、根本的な海水環境改善のポイントは山にあることに気づかされたというのである。これこそが、「木を見て森を見ない」という言葉が示す内容そのものではないだろうか。自分の専門のエリアから一度視野を外に広げ、根本的な原因を広角的に究明していく姿勢の必要性を示すものではないかと感じたのである。この海の男たちが山に入り、間接的に海を再生させていこうとする行動そのものを、自分たちの仕事にも重ね合わせてみてはどうかという思いが込み上げてきた。

　本書におけるこれまでの私の記述内容からも、疾病や障害に向かい合う姿勢には、局所に固執し過ぎずに全体的な観察が重要であることがご理解いただけたことだろう。

　本章では鍼灸臨床の視野を大きく変えていくことになる「ダイナミックロト・セラピー」の理論と鍼灸との関係について解説する。

1. ダイナミックロト・セラピーの考え方

　私の提唱している理論である「ダイナミックロト・セラピー」の名称には「ロト（ROTO）」という単語が組み込まれている。この単語はラテン語で「回転・回旋」を意味し、その後、英語のROTATION、ROTARY等の単語にも派生した「回旋」の語源となった語彙である。この語意が示すとおり、回旋に特化した診察法と治療法を作る目的の意図が込められての命名であった。

ダイナミックロト・セラピーは身体運動と回旋の要素を取り入れた理論であり、治療体系である。そこには鍼灸治療のみならずストレッチやエクササイズ等の運動療法も含まれる。したがって、包括的な解説をする際は、ダイナミックロト・セラピーと称し、個別の治療などについてはダイナミックロト・鍼灸などと呼ぶようにしている。本書でも鍼灸に限らず、大きな意味での解説の際は、ダイナミックロト・セラピーと表記し、特に鍼灸に関する解説は、ダイナミックロト・鍼灸と表記している。

　さて、この治療法の最大の特徴である独自の回旋理論は、鍼灸治療の中においてはどのように位置づけられるのかと考えると、それは本治法に分類されるべき性質のものだと考えている。

　東洋医学の治療法は通常、大別すると本治法と標治法の2通りに分類され、本治法は身体全体のバランスの崩れを整えることを目的とし、あらゆる病気を修復する機能を活発に働かせることを目的としているのに対し、標治法は、患部の反応に対応しながら行う局所治療である。局所にこだわらない全体像を診る治療法であるダイナミックロト・鍼灸は正に本治法として相応しい治療法であると言える。

　ダイナミックロト・鍼灸では、アライメント診察や独自のテスト法から得た診療情報をもとに、障害部位の確認と障害程度を調べ、その際に回旋障害を起こしている範囲や肢位、ルート等の確認をして、その上で理想的な治療肢位で治療を展開させていく。

　つまり、診察法やテスト法で用いている肢位は、そのまま治療の際にも使えるということを意味しているのである。第二章でも述べたとおり、治療の際の肢位（ポジショニング）は治療効果に大きく影響するため、どの肢位にて治療するのかという点については、既存の鍼灸治療以上に重要視している条件なのである。

　次いで、この治療の基本的な方針としての特徴は、「外堀から攻め落とす」という姿勢である。クライアントが訴える患部をぎりぎりまで攻めず、それまでに遠いところから遠隔的かつ包囲的に攻めていき、その結果、最後に患部への直接的攻撃（局所治療）をするか否かを見極めようとするものである。

　患部への直接攻撃は、それまでの包囲的戦略の効果により最小限で済ませるように努め、その結果として時には患部への直接攻撃を省略できてしまうことも期待できるわけである。これは正に戦国時代の豊臣秀吉が得意としていた「兵糧攻め」に相当する考え方であろう。強固な守りに入っている敵陣に対して、こちらも大きな犠牲を伴いながら無理やり攻め込むよりは、間接的に敵が降参しなくてはいられない状況を作り出してやる方が得策なのではないかという発想である。これは世の中のすべての交渉事にも通じる哲学であると信じている。したがって、臨床においても体を動かす際には、痛がり、頑なに意固地になっているものを無理に動かそうとはせず、気持ちが良いと感じる反対側を動かすことにより、それまで痛みのあった側も動かしやすくなる効果が期待できる。いかに楽に、

犠牲を最小限に抑えることができるかが重要であり、この方が得策であることは言うまでもない。

これをシーソーに例えるなら、高い側に懸命に飛びついて押し下げる努力をするよりも、低い側を軽く押し上げてやることで容易に目的を達することが可能になるということである。この発想を治療の基盤にすえて、臨床をいかに効果的に展開していけるかについての努力を重ねてきたつもりである。

ダイナミックロト・セラピーの考え方に正当性を持たせるには、それなりの科学的根拠というものが必要になる。「科学とはいったい何なのか？」と問われれば、それは、「再現性」であり、「エビデンス」ではないだろうか。ごく一部の特殊な人たちにしか理解されない治療理論や治療技術ではなく、一定条件下では誰にでもできて同じ結果が出せるという再現性と、誰にでも納得できるエビデンスが鍼灸治療にも必要なのではないかと考え続けてきた。

これまで紹介してきた身体に備わっている回旋運動連鎖による連動性や相反性などの仕組みを科学的側面から治療理論に照らし合わせておくことは、この後、治療実技を解説していく前段階として必要なことではないかと考えたのである。そこで、ダイナミックロト・セラピーに関連する科学的な法則や実験データ等を以下にいくつか紹介していきたい。

２．ダイナミックロト・セラピーの神経学的作用からの根拠

１）同側の上下肢間での連動性（ヴァーティカル・ファンクション）を利用する根拠
〜下肢を治療するのに、同側の上肢刺激が奏効する理由〜

ダイナミックロト・セラピーの治療法には、上肢と下肢が同じ方向に回旋して動く連動性（例：同側の上肢と下肢の内旋）の作用を利用したものが含まれると主張している。前述の同方向に動く連動性を利用した同側上・下肢間での治療法とは、仮に右足が患部（例：内反捻挫）で、内旋障害（例：足首の内反制限）があった場合には、同側の上肢の同じく内旋を促通してやることで下肢の内旋が改善されるという上下間での連動性を意識した治療法のことを指している。これを科学的に考えると、以下の神経学的な脊髄ニューロン説で説明がつくであろうか。

脊髄ニューロンには上・下肢における連絡作用があることが知られており、その証拠を脳の障害者に見られるような病的不随意運動としての「共同運動」の出現に見出すことができる。共同運動とは、脳が障害されてしまったことにより中枢性の抑制がはずれ、決まった原始的なパターンが動作時に誘発される現象のことで、個々の関節だけを動かそうとしても、不随意運動によって同側の他の関節までもが一緒に動いてしまい、その動き方に

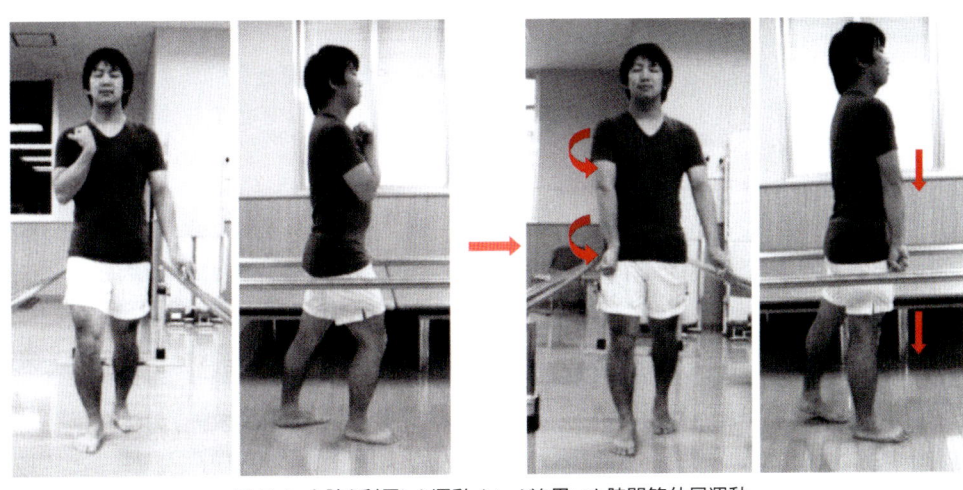

図 5-1 上肢を利用した運動イメージを用いた膝関節伸展運動
（嶋田智明、大峯三郎 常任編集『運動連鎖〜リンクする身体』文光堂、p.117、図14より転載）

一定のパターンがあることをいう。脳の障害を起こしていない者においてもその機能は潜在的に備わっているはずなのである。

その例として、理学療法の中でもこの作用を利用した運動法を見つけることができた。「上肢を利用した運動イメージを用いた膝関節伸展運動」というもので、歩行障害がある膝のOA患者の歩行訓練などで、下肢が運動イメージをつくりやすくするために上肢で同じ動きを出して誘導する歩行方法であり、医療現場では日常的に実施されている方法である（図5-1）。下肢に行わせたい動きと同じ動きを同側の上肢が先導してやることで、それに誘導されて動きにくい下肢が動きやすくなるという脊髄の同側上・下肢における反射を利用した運動法である。

脊髄ニューロンの上下における連絡作用の存在は、東洋医学で古来より活用してきた治療ルートである経脈の走行が上下の縦の流れである（上肢と下肢の同名経脈は肢上を同じようなルートで走る）ことからしても、従来の伝統鍼灸臨床はその作用を十分活用してきた治療法であったと言えよう。同側の上肢の刺激が同側の下肢へ、また下肢から同側の上肢へと鍼灸治療効果が発現するのはこの作用によるものであると考えられる。ダイナミックロト・セラピーにおいても、これを同側上下肢の縦軸の関係によるヴァーティカル・ファンクションの回旋運動作用として位置づけ、治療効果を発現させる作用ルートの1つとしてとらえている。

2）上肢間・下肢間での相反性（ラテラル・ファンクション）を利用する根拠
～患部に対して対側肢の治療を重要視する理由～

ダイナミックロト・セラピーの治療法には、上肢間、下肢間という横軸の関係性において、ラテラル・ファンクションの相反性（例：上肢の内旋と対側上肢の外旋）を利用した

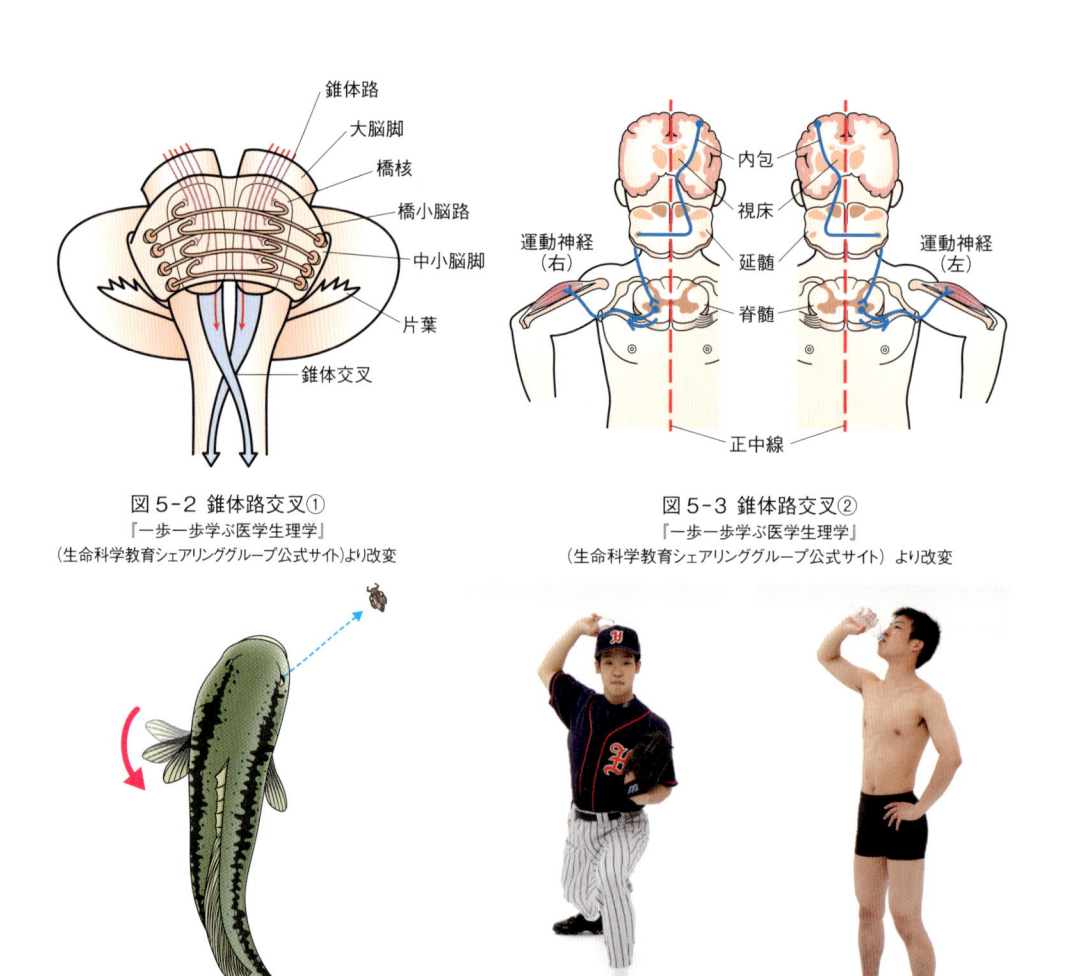

図5-2 錐体路交叉①
『一歩一歩学ぶ医学生理学』
(生命科学教育シェアリンググループ公式サイト)より改変

図5-3 錐体路交叉②
『一歩一歩学ぶ医学生理学』
(生命科学教育シェアリンググループ公式サイト)より改変

図5-4 魚も相反性を利用している?

右手にあわせて左手が自然に反応して動く
図5-5 日常の連合反応例

回旋連鎖治療法があるが、その生理学的作用機序を以下に示してみる。

①錐体路交叉による運動パターン逆転の作用

　骨格筋の収縮を起こさせる大脳皮質からの信号は、随意運動を司るニューロンである錐体路と、不随意な反射などを司る運動ニューロンのルートである錐体外路に分かれるが、錐体路における情報伝達は、大脳皮質運動野の神経細胞から出て下行し、その後、皮質延髄路と皮質脊髄路に分岐する。前者の皮質延髄路はさらに下行し、延髄の錐体でその8割が交叉（錐体路交叉）し（図5-2）、脊髄の前柱を下がって運動神経に接続している。この交叉がある神経線維により支配されている運動では、運動野の刺激により体の反対側の筋群に運動が起こるのである（図5-3）。

　人間に錐体路交叉という仕組みが備わっている理由を自分勝手に想像してみると、霊長

類も含めて先祖が魚類（図5-4）であったと考えると理解しやすい。魚になった自分の右目前方に獲物を見つけた場合、右側のヒレよりも左のヒレを作動させたほうが素早く獲物に接近できるのではないかと想像できるのである。これは左回りでトラックを走る陸上選手においても同様で、進行方向の左側を見ながらも、内側にある左足よりも外にある右足を内側へ蹴って走るほうが効率良くカーブを曲がることができるに違いない。このような動作を効率良く体に適合するために、長い年月をかけて錐体路交叉の神経システムが築かれたと考えられないだろうか。

②交叉性伸展反射と屈曲反射（二重相反神経支配）を利用したものであること

双方ともに脊髄反射（逃避反射）の一種である。屈曲反射の入力信号は、脊髄内で多くのシナプスを介して伝えられ、最終的には屈筋の運動ニューロンを興奮させ、伸筋の運動ニューロンを抑制するが、刺激が強いか、あるいは持続的なときには、刺激を受けた肢の屈曲とともに、対側肢の伸展が起こる。これを交叉性伸展反射という。同じ側の肢に屈曲反射を起こすのと同じ入力信号が、対側肢の屈筋、伸筋の運動ニューロンに逆の効果を及ぼすためである。

例としては、着地時に突起物を踏んだとすると、その足を引き上げ危険を回避しようとするが、対側の下肢は、体重を支える役割として、逆の伸展に作用するというものである。

③連合反応を利用したものであること

脊髄ニューロンの上下における連絡が共同運動として現れるのに対し、脊髄ニューロンの左右の連絡として現れるものが「連合反応」（図5-5）である。

連合反応とは、ヒトが運動をするとき、主動筋・補助動筋・固定筋・拮抗筋などがそれぞれ働き、運動の強化・調節を行う反応のことである。

例としては腕相撲をするとき、対側の筋や腹筋、下肢の筋などが同時に収縮し、上腕二頭筋の運動の補助を行う場合や、患側の随意運動が不能の片麻痺患者でも、健側の筋を強く動かすことでその影響が患側に及ぶことなどである（p.82の野坂和則氏のコラム参照）。

連合反応は、同側性と対側性に分類できるが、対側性連合反応としての作用が、健肢の屈曲⇒患肢の伸展、健肢の伸展⇒患肢の屈曲などを引き起こすことから、この脊髄レベルでの作用がこの治療効果に関与しているものと考えられる。

鍼灸の古典にも、「巨刺」といわれる名称で知られる刺鍼法の存在があり、ご存じのとおり、患側に対して、健側の同部位を刺激すると患側が改善するという手法である。これは一説にはミラーセラピーで用いられているミラーイメージと呼ばれる脳が示す錯覚現象の1つではないかとされてきた説があるが、実際のところ定かではない。しかし、ダイナミックロト・鍼灸において、上肢間、下肢間の相反性を利用する理由としては、この対側性連合反応を利用したものであり、脊髄ニューロンの左右の連絡作用が強く関与しているものと考えられる。

3）両上肢と頚部の連動性を利用する根拠
　～首の動きと上肢の治療を重要視する理由～

　四肢は頚部と解剖学的にも神経学的にも密接な連携のもとに一定の法則を持って連動していることはすでに第四章で解説してきたとおりであるが、特に頚部からの強い影響を受ける上肢については、以下の反射作用が深く関与しているものと考える。

　頭部の回旋による四肢筋の緊張変化によって起こる反射を非対称性緊張性頚反射（ATNR）と呼ぶ。これは頭部を一側に回旋すると、顔面側の上、下肢の伸筋と後頭側の屈筋が緊張する反射で、原始姿勢反射の一種（図5-6）と考えられており、生後4カ月を過ぎた頃からみられなくなる反応であるとされているが、元々備わっていた反射作用であるので、この反射の影響が少なからず日常動作に残っているものと考えられる。

　例としては、力強い動きを発揮する際の開始時姿勢では、物を持つ、または操作する手は後頭側に位置させ、かつ上肢が屈曲する肢位となる。スポーツでの例では、投擲、アーチェリー（図5-7）、弓道、フェンシング、バレーボール、柔道等で見られる。頚部と体幹、四肢に連動する非対称的な動作に関わる反射であることから、ダイナミックロト・セラピーの治療と深く関わりを持つ反射であると考える。

4）上肢と対側下肢間での相反性（ダイアゴナル・ファンクション）を利用する根拠
　～対側上下肢間での治療を重要視する理由～

　ダイナミックロト・セラピーにおける最大の特徴として、人体を対角線に回旋連鎖治療していこうとする考え方があるが、それは、上肢から対側の下肢へ（下行性連鎖）と下肢から上肢へ（上行性連鎖）の相反性作用を利用した治療である。

　人類が四足歩行だった頃に備わった反射パターンで、頚膨大と腰膨大部（図5-8）において左右連合線維を介して、両上下肢に複雑な応答を起こす反射を前肢後肢反射（四肢間反射）という。

　例としては、左前肢の刺激によって、左前肢屈曲、右前肢伸展、左後肢伸展、右後肢屈曲が起こるものが挙げられる。この反射には、前肢から後肢への下行性反射と、後肢から

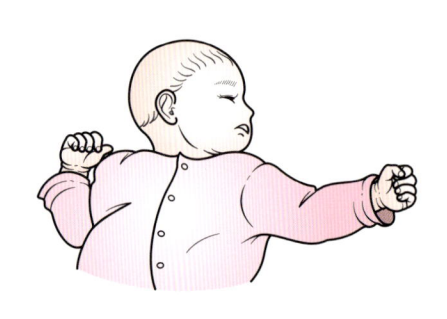

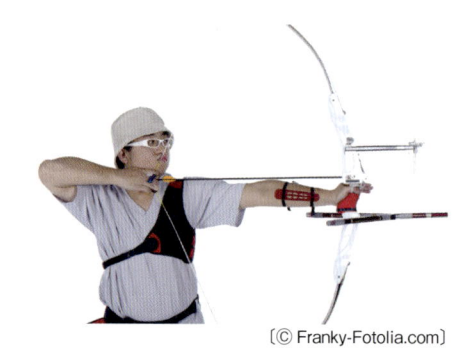

図5-6 ATNR　　　　　　　　　図5-7 アーチェリー

前肢への上行性反射がある。ダイナミックロト・セラピーの治療法を見ると、正にこの反射を利用した治療法であると言える。

以上述べてきた様々な反応や反射の中には、通常の医療現場においては「病的反射」という扱いにより出現させないようなアプローチをするものも含まれていたが、これは裏返すと人類に本能的に備わった機能や作用が現存しているという証となっている。

一見消失してしまったように見える原始反射にしてもなくなってしまったのではなく、健常人では脳による抑制により水面下に収まっているだけで、本来の反射は死ぬまで現存し続け、病気により脳からの抑制が外れたときやある一定の条件下でのみその作用を現わすというものである。

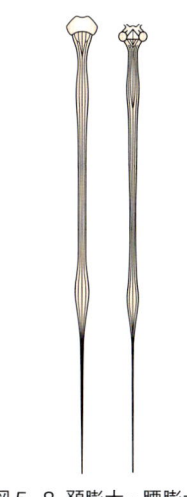

図5-8 頚膨大・腰膨大部

では病気以外でうまく脳からの抑制を解除し、これらの潜在的反射を出現させ、運動や治療に利用することはできないかと考えると、それは決して不可能なことではなく、一定の条件を満たしてやりさえすれば、簡単にそれが実現できることを皆経験的には理解しているはずである。一方、スポーツ界においては、その競技精度を上げるためのトレーニング法に伸張反射など様々な反射を利用したものが当たり前のように導入されてきている。どうしたら効率良く潜在的な反射を引き出し、理想的なパフォーマンスを作り出せるかという研究情報を目の当たりにすると、それを医療、つまり鍼灸治療にも導入しない手はない。ダイナミックロト・セラピーは、これらの原始的な脊髄反射をはじめとする生理的作用をうまく引き出すための条件づくりを整備した、新しい科学的な治療法であると考えている。

3．ダイナミックロト・セラピーの動作分析からの根拠

動作分析からダイナミックロト・セラピーを説明するには、本来関連する学問である物理学、バイオメカニクスなどの分野からの専門的な説明が不可欠であるが、それはいささか荷が重すぎるため、あくまでダイナミックロト・セラピーに関する部分でのみ簡単な動作分析の法則を引用しながら述べてみることにする。

1）動きの法則性からの根拠〜反対側の治療が奏功する理由〜
①やじろべえの法則

ダイナミックロト・セラピーにおいて、患側に対して対側を治療する理由を神経学的に述べたばかりであるが、これについては物理学的動作解析の立場からも解説することができる。それが理学療法士である小島正義氏の著書『誰でもわかる動作分析』ⅠとⅡ（南江

堂、2008年）に述べられている「やじろべえの法則」に見られるのである。小島氏の解説を要約すると以下のようになる。

　やじろべえは、立棒に弯曲した細長い横棒をつけ、その両端に重りを付けたもので、指先1本で立棒を支えても釣り合い、倒れることはないバランスの象徴のような玩具である（図5-9）。どちらか一方でも重りの大きさが変化すれば、やじろべえは傾き、その比率が大きければバランスを失い倒れてしまうという単純な現象を示す。

　この単純な作りの玩具が示す物理学的法則とは、「左右の対称性」というものであり、これを人間に当てはめてみると、面白いことがわかってくる。

　我々の体も、立位で両手を同様の位置で下げたり上げたりしたときには、やじろべえのごとくバランスを取り転倒することはないが（図5-10）、一度片方の上肢だけを下げてしまったらどうであろうか。やじろべえだったら一方の横棒だけを切り取ってしまったらたちまちバランスを崩し倒れてしまうところであるが、人間はそれだけで転倒してしまうことはない（図5-11）。その理由は、体幹の腹斜筋などが代償して固定的に働き、それを支えるからである。さらに、下ろさずに挙上し続けていた片方の上肢をもっと遠くへ伸ばしてみたとしたらどうだろうか。かなりバランスを保つのはきつくなりはするものの、それでも耐えることは可能である（図5-12）。その際に気づくことは、挙上していない、下ろしている側の上・下肢が自然と外転位になってくることである。これもバランスを保つために代償的に生じる本能的な反応であり、対側上・下肢による代償動作と考えられる（図5-13）。

　これは水平面でのことであったが、矢状面に関しても同様のことが言える。

　立位で手を前に大きく上げたとしても倒れないのは、やはり体幹の固定に働く筋群の作用によるもので、さらにその挙上した手を上げながら前傾を強めたとしても転倒しないのは、自然に後ろに上がってくる対側の足のバランス確保のための代償動作によるものなのである。これは歩行時の肢位（図5-14）を見れば明らかである。この「やじろべえの法則」をまとめてみると、次のとおりとなる。

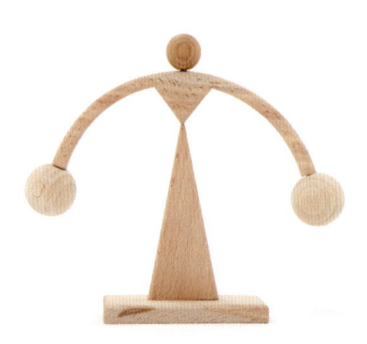

図5-9 やじろべえ

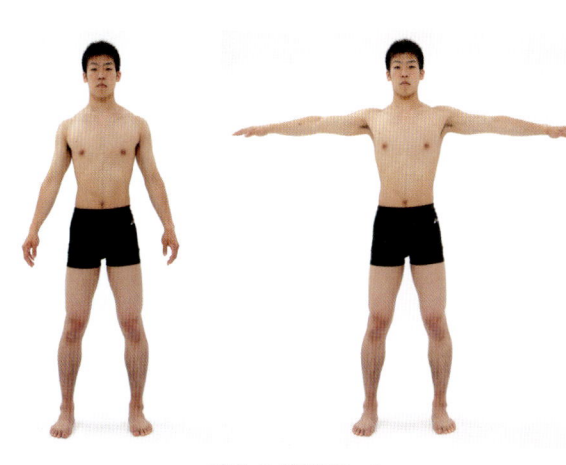

バランスが取れている
図 5-10 姿勢比較①

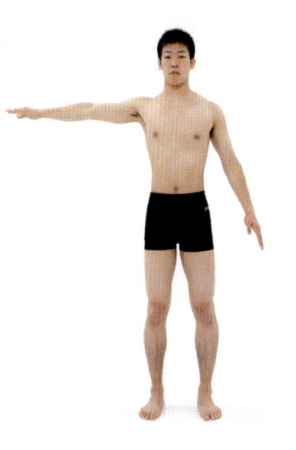

アンバランスだが倒れない
図 5-11 姿勢比較②

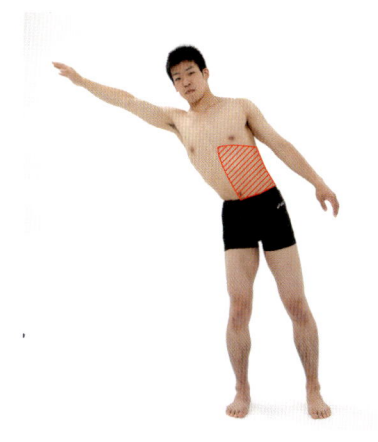

バランスは悪いが、体幹の腹斜筋が代償して倒れない
図 5-12 姿勢比較③

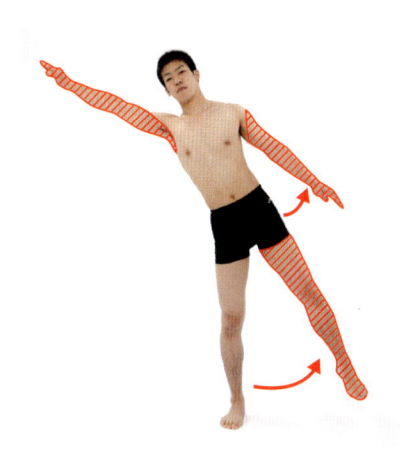

徐々に倒していくと、下ろしている側の上・下肢が自然と外転して対側肢とバランスを取り倒れない
図 5-13 姿勢比較④

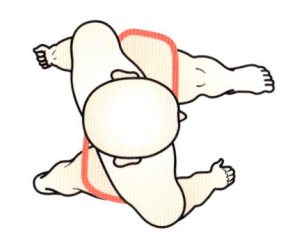

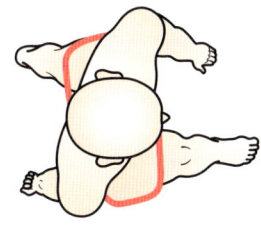

図 5-14 歩行時の肢位

- 人間は基本的に左右、前後ともに対称の構造物である。
- 動作肢位により対称性が崩壊した際には、体幹筋群が固定的にそれを補うが、その度合いが大きい場合には、脊椎を変形、変位させながらさらに代償的に働く。
- 姿勢の大きな崩れに対しては、全身の共同作業により、対側の上・下肢が代償的に働くことによりバランスを保とうとし、動作としては無理のない動きを作り出そうとする。

②前後における「やじろべえの法則」を利用した治療法の考え方

　実際の臨床の場で、このやじろべえの法則を、どのようにダイナミックロト・セラピーに応用していけば良いのかを簡単に説明してみると、以下のように解釈することができる。

　図5-15のように前屈時に右腰痛を訴えるクライアントの場合を例に挙げると、体幹での代償固定が起きており、それにより腰痛を発症させているのではないかと考える。では、体幹が何の動きを代償しているのかを考えてみる。次に、図5-15の姿勢をそのままに保持した状態で、図5-16のように対側に仮想上の上下肢を付けてみることにする。こうすることにより、この前傾姿勢にとっては全体のバランスが取れて姿勢や動きとしては自然な形となり、結果として一極集中の腰への負担も軽減するのではないかと推測するのである。つまり腰は対側の仮想上の上・下肢の動きを代償していたのではないかと考えることができるわけである。逆に言えば、仮想上の上・下肢の動きが悪いからこの姿勢での腰の代償が強要され、腰痛が発生していると想像できないだろうか。事実、このようなクライアントに対側の上・下肢の伸展動作を試させてみると、この推測は現実のものとな

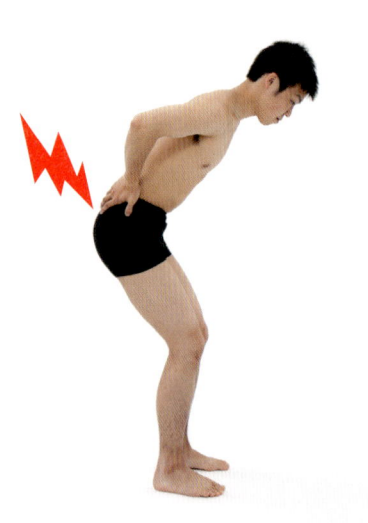

前屈時の右腰痛（体幹部による固定）　　　右上肢と相反する左下肢への相反治療の検討

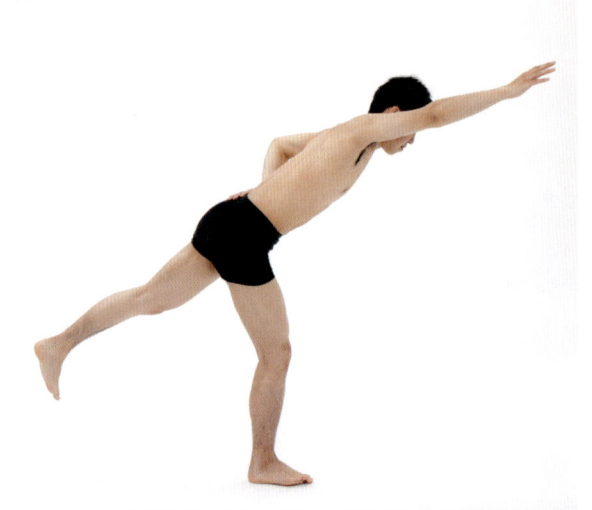

図5-15 腰痛　　　　　　　　　　　　　図5-16 右と左の相反性図

るのである。この仮想上の対側の左下肢は右上肢とは相反関係になっているので、単に伸展動作だけではなく、右上肢とは相反した回旋の促通を図ることで右上肢を内旋させて右腰が楽になる場合、左下肢を外旋させるようにする治療方針が立てられることになる。

2）動き始めの法則

　動作において、四肢と頭（頚部）は、主動的部位であると同時に、始動部位でもあるということが言える。例えば、座位からの立ち上がりの際には、ヒトは必ず頭の動きからスタートさせ、体重を前に移動させつつ前傾になり、その後、尻を持ち上げて立つのが自然な動作であり、頭を動かさずには立ち上がることは困難である。それは、仰臥における寝返り動作にも言えることであり、寝たきりの高齢者を介護するのに、いきなり体の不自由な高齢者を寝返らそうと思い、体幹から動かそうとしても動くものではない。スムーズな寝返りを実現するには、まずは頭を起こすことや手足を回転する方向へ巻きつけながら動かすことから動作が開始されるのが基本となる。始動にはまず初めに頭や四肢から動き出すというのがすべての動きの法則となっていることを認識しておく必要がある。この法則をまとめると以下の通りになる。

　①動作は、重心となる体幹部分を固定し、四肢や首が大きく動くことにより成立する。
　②動作開始時には、四肢・頚部（頭部）から最初に動き出し、四肢・頚部が先に動かなければ動作は開始されない。

　以上の法則からすると、治療においても最初に始動する四肢の動きを改善させていくことが、体幹全体の動きを改善させる最良の手段であるとは言えないだろうか。

3）反対の法則

　最後に「反対の法則」というものを引き合いに出したい。これは動作においては、主動的に動く部分と、それとは逆にその動きを抑制させたり、調整したりしようとする部分で成り立っているという法則であり、対側における相反した動きを理解する必要があることを意味しているものである。

　野球の投手、陸上のハンマー投げ、テニスのサーブ等の場合でも、右利きの場合だと、主動的に使う右手に対して、対側の左上・下肢の動きにおいては、正確性を出すために右上肢の動きを抑制するためのブレーキの役割を果すことになる。これがなければ球はコントロールを失うこととなり、ボールリリース時の制御は不能となってしまう（図5-17）。

　たとえば、右投げの投手にとっての左上肢、左下肢、頚部との関係、右利き足のサッカー選手にとっての、左下肢、左上肢、体幹との関係がそうである。

　主役の働きを助け、暴走を防ぎ、方向性をコントロールするための表裏の関係を動作解析においては、「反対の法則」と呼んでいる。ダイナミックロト・セラピーの治療で、反対側の治療から手掛けるようにしているのはこの理論が裏付けとなっている。

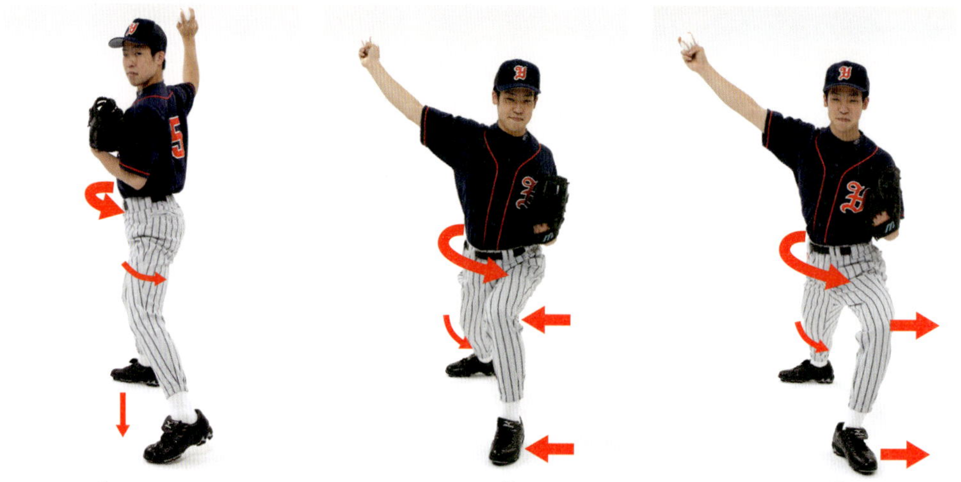

| foot contact | release① | release② |

図 5-17 投球リリース

4．ダイナミックロト・セラピーの筋膜の生理学的作用による根拠

　我々が臨床を行う上で、身体は1つの単位であると同時に、身体の各分節が全体の一部であることを忘れてはならない。それを証明する鍵となるのが筋膜であり、筋膜は、運動器官構造すべてを三次元的に連結する線維性結合組織から成る通信網である。
　筋などの軟部組織に可動性と支持性の両方を与える目的を果たせているのは筋膜の膜構造そのものにあると言われている。
　筋膜は皮膚の直下にあり、身体全体を覆う浅筋膜、その下のあらゆる器官や腺、筋群を覆う深筋膜、さらには各筋肉を包み込む筋外膜、それよりも小さい筋束を包む筋周膜やその中にある最深部の筋内膜に至るまで層状構造を作りだしており、それぞれの組織をつなぎとめ、適正な位置を支え、効率的に身体の働きを助けている。
　筋膜の中には多数の固有受容器が存在しており、筋紡錘、ゴルジ腱受容器（筋肉内）、パチニ小体（靭帯・関節包内）とともに姿勢支持に深く関与している。筋膜が「第二の骨格」「姿勢の器官」といわれる所以はここにある。
　筋膜の重要な働きの1つである支持性について例えるなら、魚肉ソーセージ（図5-18）を包装しているビニールであろうか。魚肉ソーセージの外側にあるビニールを剥がす前のソーセージは、弾力性に富み、しっかりとした長軸形態を維持しているが、一度ビニールを剥がした後には、長軸形態を維持する強度は低下し、"フニャ"と力なく曲がってしまう。このように全身の筋、骨、関節は連続した筋膜にパック（包装）されていることにより支持性を維持しているのであり、それはまた、他分節とネット上に連続性を持つ（図5-19）。したがって、一分節の筋膜に異常をきたすと、その影響は全身に波及する

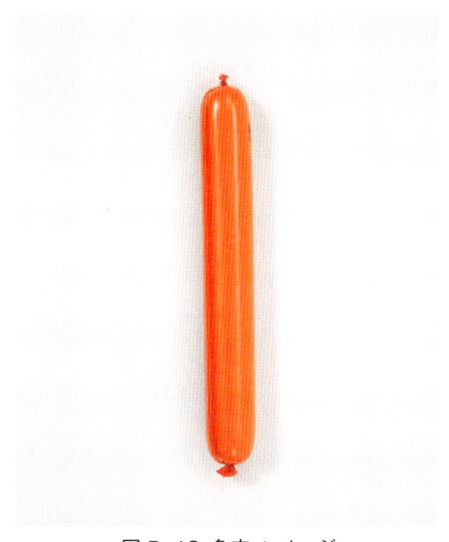

図5-18 魚肉ソーセージ

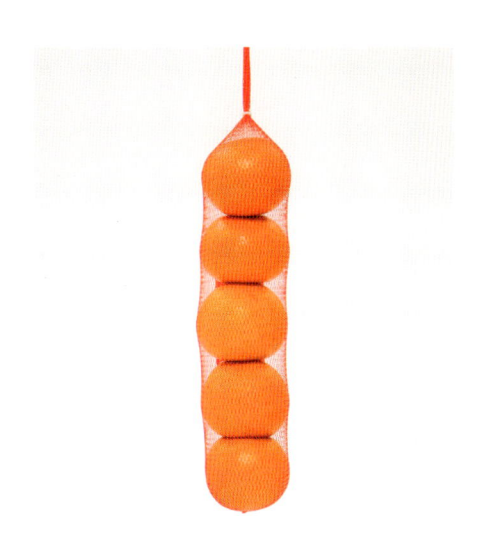

図5-19 筋膜の連続性はみかんのネットに似ている

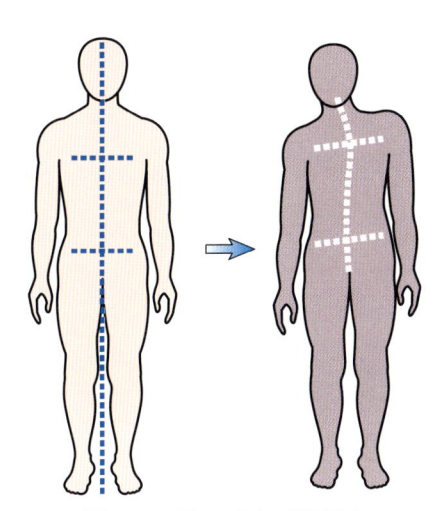

図5-20 歪みは全身に波及する

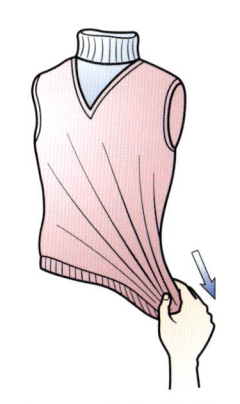

図5-21 衣服の引っ張り

（図5-20）ことになる。この構造が示すとおり、明確に結合組織は布地としてコミュニケーションを取り合っていると言えるのである。布地の片方の端を引っ張ることにより、布地の反対端が引っ張られるというイメージ（図5-21）である。脚における筋の緊張や痙攣、あるいは怪我による瘢痕組織が、結合組織の布地に沿って上部に伝達され、首の緊張として現れることがある。足首に固定目的としたテーピングを施しただけでも頸部の可動性が著しく制限されるという事実は、それを裏付ける証拠になるであろうか。またその逆もあり得るわけで、臨床している者なら、頸部のむち打ち症が股関節に大きな影響を与えることに直面することは少なくないはずである。

　この筋膜の主な機能については、「4P」という言葉で象徴されるように、

　　① Packaging：全構造を覆い、区分し、結びつける
　　② Protection：器官を覆い、保護する
　　③ Posture：三次元的にアライメントを決定し、姿勢を形づくる
　　④ Passageway：神経、動静脈、リンパ管の通路をつくる

などがその代表的な機能である。さらに筋膜の具体的な機能を列挙するならば、下表のとおりとなり、改めてその果たす機能の重要性に驚嘆させられる。

　人体内における情報伝達手段には、中枢神経系以外にも筋膜を介してのコミュニケーション手段があり、そのメカニズムとしては、ピエゾ電流を介して行われるものがある。それは生体組織が圧力などによる機械的変形に反応して起きるもので、筋膜の液体結晶を変形させることにより、イオンが分子に沿って移動し、それによって微弱な電流を生じる。

筋膜の主な機能

1. 筋膜は、筋膜単位の一方向性の運動単位を結びつける。
2. 筋膜は、筋膜配列の一方向性の筋膜単位を結びつける。
3. 筋膜は、様々な分節の運動方式をらせんで同時に結びつける。
4. 筋膜は、中枢神経系のフレーム枠（大脳鎌、硬膜）を形成する。
5. 筋膜は、発育中の胚で神経支配を導いて、神経鞘を形成する。
6. 筋膜は、配列を経て求心性神経に方向的な意味を与える。
7. 筋膜は、筋外膜と腱上膜を経て筋に硬さを与え、滑走成分を供給する。
8. 筋膜は、関節包を補強して、靭帯と連結する。
9. 筋膜は、骨膜を経て骨の障害や骨折を知らせる。
10. 筋膜は、脈管によって静脈と動脈、そして神経鞘を囲む。
11. 筋膜は、炎症、修復、代謝活性を生じる部位である。
12. 筋膜は、外部の温度を内部の温度にリンクする組織である。

Luigi Stecco『筋膜マニピュレーション理論編』（医歯薬出版）、p.201「データ」より改変

これがピエゾ電流である。細胞はこの電流の流れに反応するのである。

骨を叩くと、その圧力で叩かれた骨の中にもピエゾ電気が生まれるが、これは火打ち石を叩くと、火花が出るのと同じ原理で、この電気は電流となって、全身の骨に伝わっていく。つまり骨の1カ所を強く叩くと、全身の骨の骨芽細胞に電気ショックを与え、活性化させ、そしてこの打撃の刺激によって、骨芽細胞が活性化され、骨密度が増えて血液の中のカルシウム、マグネシウムを、どんどん骨の中にとりこむ効果が期待できるという。

このピエゾ電流による情報伝達スピードは、神経系伝達が160mphであるのに対し、筋膜では720mphと、筋膜を介しての速度のほうが速いが、このシステムを介して伝達することができる情報の種類は、メカニカルな張力と圧縮のみに限られるというのが特徴である。

何らかの原因により結合組織に癒着を起こすと電流に対しては抵抗となり、電流が減少すると正常な修復および生成過程が阻害されることになる。

ダイナミック・ロト鍼灸による運動鍼の手技は、変性し癒着を起こした部位と関連する浅筋膜上の治療点を刺激することにより、変性部位を機械的に伸張・収縮させることになり、それによりピエゾ電位を発生させ、コラーゲン繊維の正常な平行配列への再生を助ける効果を生み出すばかりか、軟部組織の負電荷を増加させ、強い増殖効果をもたらし新たな細胞生成を刺激することが期待できるのである。

以上、神経学的作用や物理学的法則からの説明、さらには筋膜の生理学的作用などを理解いただければ、いかにダイナミックロト・セラピーが科学性に富んだ治療法であるかということは明白であろう。

人間の動きには、左右及び前後に対称性を持ち合わせているが、我々は日常生活において、習慣や偏った作業等によりその対称性を無意識に崩してしまい、それでも均衡を保とうと他の部位に代償的な負荷を負わせながら多様に姿勢を変位させつつ日々営みを続けている。

我々の体は、目的動作を遂行させるために、常にバランス保持機能を駆使させているが、これらの法則を知ることで、改めて体に備わっている機能の精密さと巧妙さに感心させられるものである。そして、その法則をフルに利用したダイナミックロト・セラピーは、科学的な根拠を後ろ盾に持つ新しい鍼灸治療法として今後ますます理解者を増やしつつ普及していくものと確信を深めているところである。

column

筋肉のつながり―健側肢からの刺激が患側肢に及ぼす効果

オーストラリア
イーディスコーワン大学運動健康科学学部教授
野坂和則

交差性トレーニング効果とは？

　片方の腕あるいは脚の筋力トレーニングが、他方の腕あるいは脚の筋力増加を引き起こすことは1世紀以上も前から知られており、「交差性トレーニング効果」と呼ばれている。

　交差性トレーニング効果は、片側へのトレーニングが静的（等尺性筋収縮）、動的（等張性筋収縮）あるいは電気刺激によるものであっても見られることが報告されている。

　効果の程度に関しては、少ないもので3％、大きいもので77％と研究報告で様々である。この効果のばらつきにはトレーニング方法の違い、具体的には筋収縮様式、トレーニングの強度、頻度、速度、また、どちらの腕・脚をトレーニングするかの違いなどが影響している。

　利き腕・脚に関しては、利き腕・脚のトレーニングのほうが、非利き腕・脚のトレーニングよりも交差性トレーニング効果を大きく引き起こすことが報告されている。

　これまでの研究報告のデータをまとめてみると、トレーニング肢での筋力増加が大きければ大きいほど、非トレーニング肢での筋力増加も大きく、平均では約8％の筋力増加が非トレーニング肢で認められている。ただし、これまでの研究では腕から脚、あるいは脚から腕への効果は認められていない。

交差性トレーニング効果のメカニズム

　交差性トレーニング効果のメカニズムには液性の因子（ホルモンなど）の関与は少なく、末梢（筋肉レベル）よりも中枢（脳、脊髄レベル）での適応、特に大脳皮質運動野の一方から他方への「放射」が主要因だとする説が、近年有力になっている。この放射がどのように生じるかは分かっておらず、大脳レベルでの研究が進行中

である。

　交差性トレーニングのメカニズムとしてはいまだほとんど注目されていないが、片方の腕あるいは脚の運動が、筋肉を覆っている浅筋膜あるいは皮膚を介して対肢に影響を及ぼす可能性は否定できない。

　本書にも示されているように、皮下にある浅筋膜は深筋膜に連なって深部に至り、骨膜となって骨も包み込んでいく。つまり筋膜、骨膜、関節包、靭帯は連続性を持った組織であるとも言える。運動で関節が動くのに伴い、深筋膜、浅筋膜、皮下組織、皮膚などすべての組織が動くと考えられる。この動きが、大脳に伝わることは想像に難くない。この本で紹介されているように、鍼灸による体の一部への刺激が他の部位にも影響を及ぼす現象には、膜を介してシグナルが伝わることがかかわっているとも解釈できる。もしかしたら、交差性トレーニング効果のメカニズムに、膜を介して筋肉が連絡し合っていることが関係しているのかもしれない。

リハビリテーションへの応用

　メカニズムはともかくとして、交差性トレーニングの理論はリハビリテーションや治療に非常に重要である。傷害や病気などで、片方の腕や脚が使えなくなったり、機能が低下しているときに、健側の腕や脚の筋力トレーニングを行うことで、患側の機能低下を抑制し、回復を促すことができることを示している。

　ギプス固定は筋力を低下させ、筋肉を萎縮させる。筋力の低下は、ギプス固定後速やかに生じ、1週間ですでに顕著な低下が見られるが、筋肉の萎縮はややゆるやかである。筋力の低下の程度は、必ずしも筋量や筋の横断面積の低下の程度と一致せず、ある研究報告によると、筋の萎縮の程度は筋力の低下の程度の4分の1ほどであることが示されている。また、ギプス固定によってどの程度筋力の低下が生じるかは、年齢や性別、筋肉、ギプス固定の期間や方法によっても異なる。

　筋力の低下は、高齢者や女性のほうが若年者や男性に比べて大きい。また、下肢筋群の筋力低下は上肢筋群の筋力低下よりも大きく、ある研究報告では、膝伸展筋力が3週間のギブス固定で約50％低下したのに対し、肘屈曲筋力は4－5週間のギブス固定で35％低下したのみであった。興味深いことに、筋肉を伸張させた状態で固定すると、筋力低下や萎縮が生じにくいことも報告されている。いずれにしても、筋肉を使わないでいれば筋力は低下し、筋肉の萎縮が生じることには自明の事実である。仮に傷害や病気が治っても、低下した筋力を元に戻すにはさらなる時間がかかる。一般的には、一度低下した筋力を元に戻すには、低下に要した日数よりも多くの時間が必要である。したがって、ギプス固定などで患側の筋肉が使えない期間、健側肢のト

レーニングを行うことによって、筋力の低下や萎縮を抑えることは回復にかかる時間を減らし、リハビリテーションの費用を削減し、日常生活への正常復帰を早めるためにも必須である。

繰り返し効果と交差性トレーニング効果

話は少し変わるが、伸張性の筋収縮によって筋肉の損傷が生じることはよく知られている。ここでいう筋損傷とは、遅発性筋肉痛（運動1日程度経過してから生じる筋肉痛）を特色とし、運動の翌日以降にも筋機能の低下が見られるもので、不慣れな運動や久しぶりに行う運動に伴って起こる。

しかし、組織学的にはそれほど顕著な筋線維の損傷は確認されない。興味深いことに、筋線維は損傷していなくとも、筋線維を取り巻く結合組織（筋内膜）には炎症細胞が多く見られることがある。遅発性筋肉痛には筋線維の損傷よりも筋内膜や筋周膜（筋束を取り囲む膜）が関与していることを示している。

上腕屈筋群が最大筋力を発揮している最中に、肘関節を屈曲位から最大伸展位に強制的に引き伸ばす運動を繰り返す（たとえば30回）と、運動翌日以降に激しい筋肉痛が生じ、上腕屈筋力は運動1～3日後でも運動前値から30％以上低下した状態が続く。しかし、同じ運動を同じ腕で数週間後に行った場合、筋肉痛の程度は半分以下になり、筋力の回復も早まり運動3日後には運動前値に戻るようになる。この現象は「繰り返し効果」と呼ばれ、伸張性運動に対する筋肉の適応としてとらえられている。繰り返し効果は、1回目と2回目の運動の間隔が長くなればなるほど弱くなるが、6カ月後でも効果が残存していたという研究報告もある。興味深いことに、1回目と2回目の運動を異なった腕で行ったときにも同じ腕で行ったときほどではないものの、2回目の運動で筋肉痛が軽く、筋力の低下も少なくなることが複数の論文で示されている。この現象がなぜ生じるのかはいまだ詳しく解明されていないが、上記に説明した交差性のトレーニング効果に関係していると考えられる。この場合は1回のみの運動効果であり、トレーニングとは言えないが、たった1回の運動が2回目の運動に顕著な影響を与えること、そして、その影響は運動に用いた筋肉にとどまらず、反対側の筋肉にも影響を及ぼすことは注目に値する。この例も、からだの右側と左側の筋肉がつながっていることを示すものである。

ダイナミックロト・セラピーが示唆するもの

　本書で示されているダイナミックロト・セラピーによる鍼灸治療の理論を、あえて西洋医学的に解釈しようとすると、上記に示した交差性トレーニング効果や繰り返し効果と通ずるものがあるように思えてくる。傷害や病気の要因を、痛みのある部位や患部だけに視点を当てるのではなく、からだ全体との関係から見ていこうとする視点は、東洋医学の知識や経験のない筆者には非常に興味深く面白い。さらに、からだの施術姿位によって鍼灸効果の発現に差が生じるという事実は、非常に新鮮である。

　「動き」の中でからだを診断し、治療していくという考え方は、運動生理学的との接点を示している。運動生理学で未解明な様々な現象、たとえば交差性トレーニング効果や繰り返し効果のメカニズム解明に、本書で示されている事実がヒントを与えてくれるようにも思えてならない。逆に、今までブラックボックスの中に入れられていた鍼灸効果のメカニズムの解明に、運動生理学的なアプローチが貢献できることも示唆しているようにも思われる。今後、本書で示されている内容が、運動生理学的に説明できる日が来るかもしれないし、運動生理学で未解明な現象に、本書が大きな示唆を与える気がしてならない。

　運動の医学的効果は疑う余地はなく、運動は多くの慢性疾患の予防や治療に最も効果的な「薬」であると言っても過言ではない。運動によって健康にとって不可欠な多くの遺伝子が刺激を受け、その働きを開始し、からだ全体を変えていく。これは、筋肉を動かすこと、つまり筋収縮の重要性を浮き彫りにしている。筋肉を刺激することによって、筋肉だけでなく、血液も、皮膚も、骨も、内臓も、脳も影響を受ける。こう考えると、筋収縮という刺激と、鍼灸の刺激は似ているように思える。両者を融合することで、筋収縮と鍼灸の相乗効果を期待することができることを、本書は訴えているように思われる。

DYNAMIC ROTO THERAPY

◇ 第六章 ◇

ダイナミックロト・鍼灸の実践

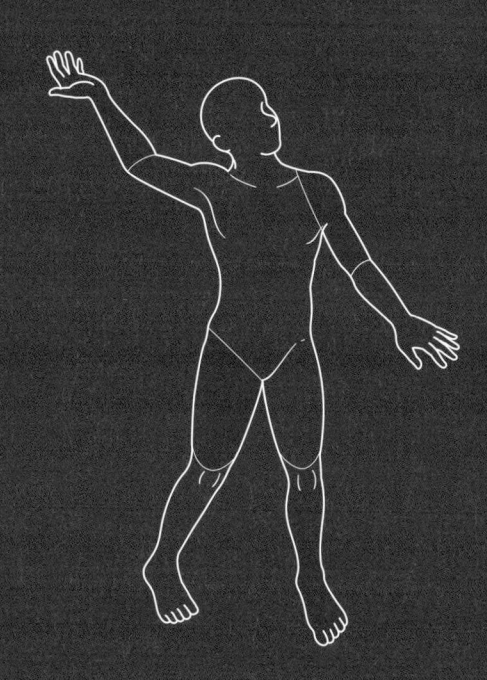

これまではダイナミックロト・セラピー全体としての考え方を解説してきたわけであるが、これから先は、ダイナミックロト・セラピー理論をもとにして鍼灸治療をどのように展開していったら良いのかを具体的に解説していくことにする。

　もともと鍼灸を専門にしてきた私が考案したダイナミックロト・セラピーであるが故に、鍼灸治療におけるその効果は実証済みである。回旋理論のベースが筋膜説にあることから考えると、筋膜なのだから面としてとらえ、マッサージの軽擦法やマニピュレーション等の手技療法のほうが適応するのではないかと考えるのが自然かもしれない。もちろんダイナミックロト・セラピーを広義にとらえてみると今後ダイナミックロト・マッサージ（仮称）等の手技療法、運動療法としての研究も並行して進めていきたいという希望はあるが、まずは鍼灸による一点圧刺激の効果を持論に乗じて展開させていこうと決意したのである。鍼灸にこだわる理由は、言うまでもなくその優れた効果が期待できるからに他ならない。

　鍼灸治療による一点圧刺激と手技療法による面としての刺激、この二者間における治療効果にどのくらい差が出るものなのかは今後の研究課題の1つであるが、回旋障害を解消させる目的で言うなら、経穴に対する一点圧刺激の効果のほうが即効的であり、かつ絶大であると確信している。

　ダイナミックロト・セラピーの目的は、身体における回旋障害の診察および治療にあるが、その回旋障害を引き起こす直接的な原因となっているのが前述した「筋膜（Fascia）」であり、筋膜における回旋連鎖障害を治療するものであると言える。

　筋膜は、極めて強靭なⅠ型コラーゲン線維からなる密性結合組織で、膠原線維束が種々の方向に交差するように走行し、筋や関節、臓器や神経などあらゆる機関を規則性のもとで束ねて適正に配置し、それを連結させ、各分節をユニットとして連動させるネットワークシステムの役目を果たす。全身を縦横無尽に走る筋膜の中でも、特に体幹部をまたぐ四肢間における回旋運動に関与する筋膜ルートは4種、つまり左右で合計8ルート、頚部体幹の回旋運動を主にコントロールしているのが2ルート存在していると考えている。

　それらの走行にはそれぞれ特徴や法則性があり、上肢から下肢への下行性回旋連鎖の法則性を持つ2種類の筋膜ライン（後述 p.97、p.98 参照）は、互いに同一方向へらせん並走し、機能的には不安定ながらもしなやかな動作を出せるのが特徴である。一方で、下肢から上肢への上行性回旋連鎖の法則性を持つ2種類の筋膜ライン（後述 p.95、p.96 参照）は、異なる回旋方向で互いに相反、交差しながら下肢をらせんを描きながら上肢に向かって上行していき、抑制力や安定性という特徴を保ちながら走行する。

　これはあたかも、前者の筋膜の目的が「可動性（mobility）」にあって、後者は、「安定性（stability）」にあることを誇示しているかのようである。

　これら一見異なる2タイプのらせん走行形態の機能は、ヒトの動作の中においては欠か

すことのできない拮抗作用を生み出し、可動性と安定性のバランスを計りながらスムーズな運動連鎖を作り出す役割を担っている。

したがって、これらの機能にアンバランスが生じると、正常の範囲以上に動けてしまう不安定感の強い可動性過剰（hypermobility）に陥るか、または逆に安定性が過剰になり過ぎた場合においては、可動性減少（hypomobility）となってしまうことが考えられる。

一見、静的（static）アライメントが正常に見えたとしても、動的（dynamic）アライメントにおいては動作異常が認められるケースは少なくなく、これらの機能面からのアプローチが動的鍼灸臨床の極めて重要な意義と目的なのではないかと考えている。

そこで本章では、まず回旋筋膜の理論をベースとしたダイナミックロト・ポジションを解説し、ダイナミックロト・鍼灸を行っていく際の診断手順や治療方法、治療穴、症例までを紹介する。最初にダイナミックロト・ポジションを紹介するが、診断や治療などもすべてこのポジションをもとに行われるため、ダイナミックロト・セラピーでは欠かせないものとなっている。

1. ダイナミックロト・ポジション（4種）

ダイナミックロト・ポジションとは、回旋筋膜の作用による理想的な全身連鎖運動肢位である。3Dとしてのすべての要素を含んだ障害のない理想的な回旋連鎖の形がこのポジションであり、理想的な姿勢の獲得が治療の目的となる。この形がダイナミックロト・テスト法（診断）としてもそのまま採用されている。いばわダイナミックロト・セラピーの基本肢位である。

SUPINOポジション（p.90参照）、PRONOポジション（p.91参照）は、ともに全身における対角連鎖の理想像を示している。対角における左右、上下間のねじれ連鎖を現すSUPINO／PRONOポジションに対し、左右を相反させず、同調性を保った上で全身の内・外旋を現すポジションがラテラルポジションである（p.92、p.93参照）。これはダイナミックロト・テストの一種、LT（ラテラル・テスト）で採用されているポジションである。

2. 回旋筋膜の種類と治療点

1）回旋筋膜四肢ライン

体幹をまたぐ四肢間の回旋筋膜のタイプには、四肢ラインとして4種類（SUPINO系

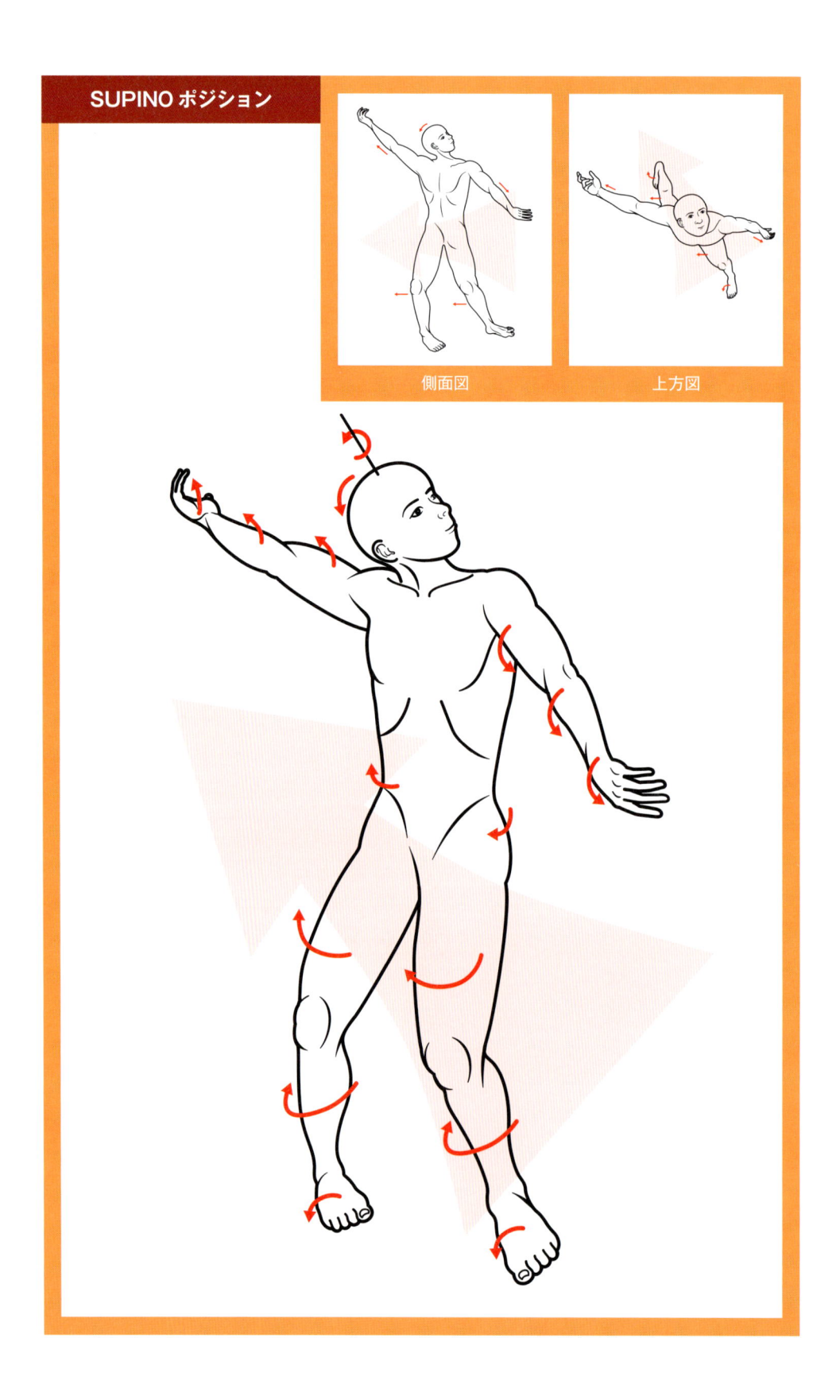

SUPINO ポジション

側面図

上方図

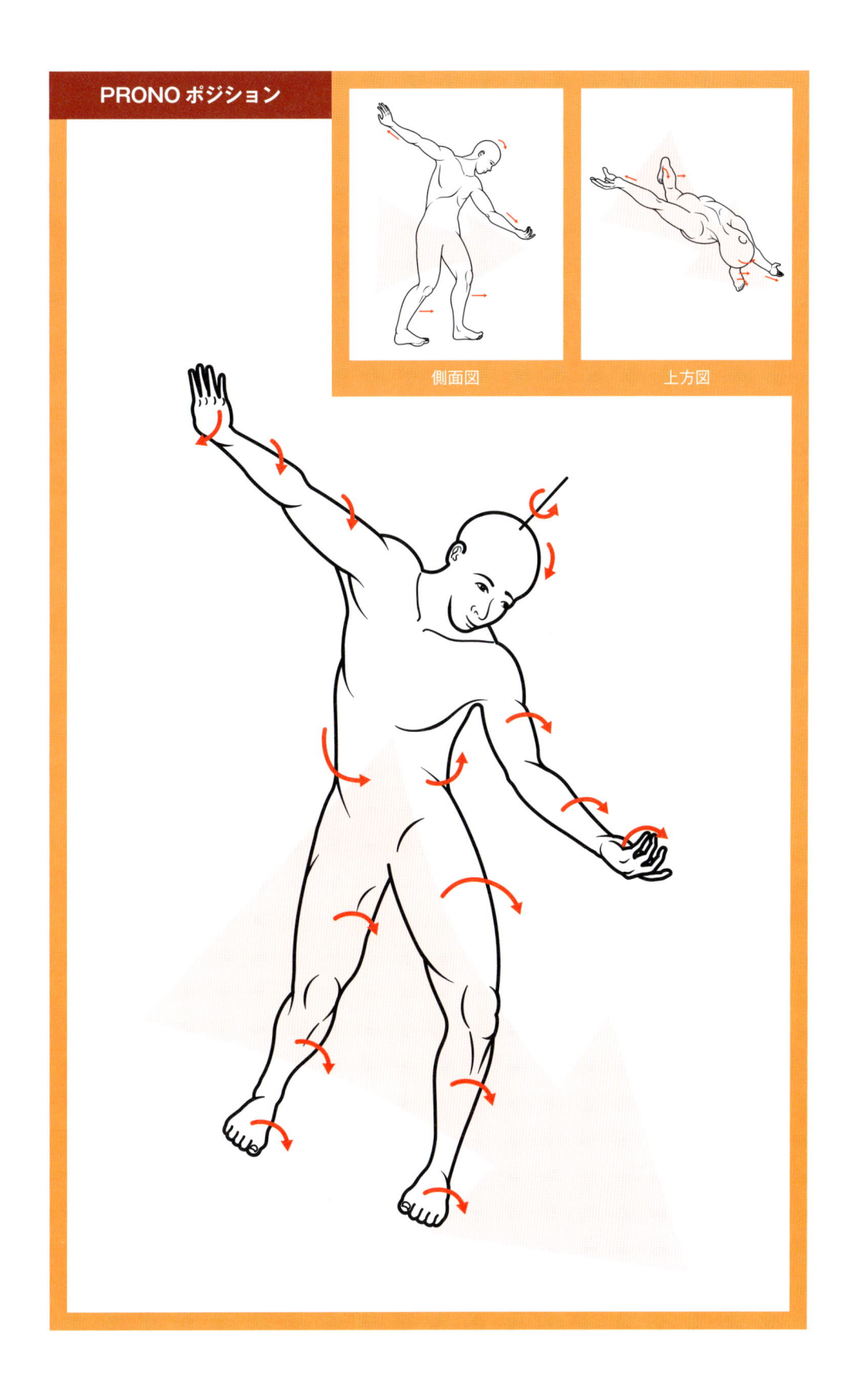

PRONO ポジション

側面図

上方図

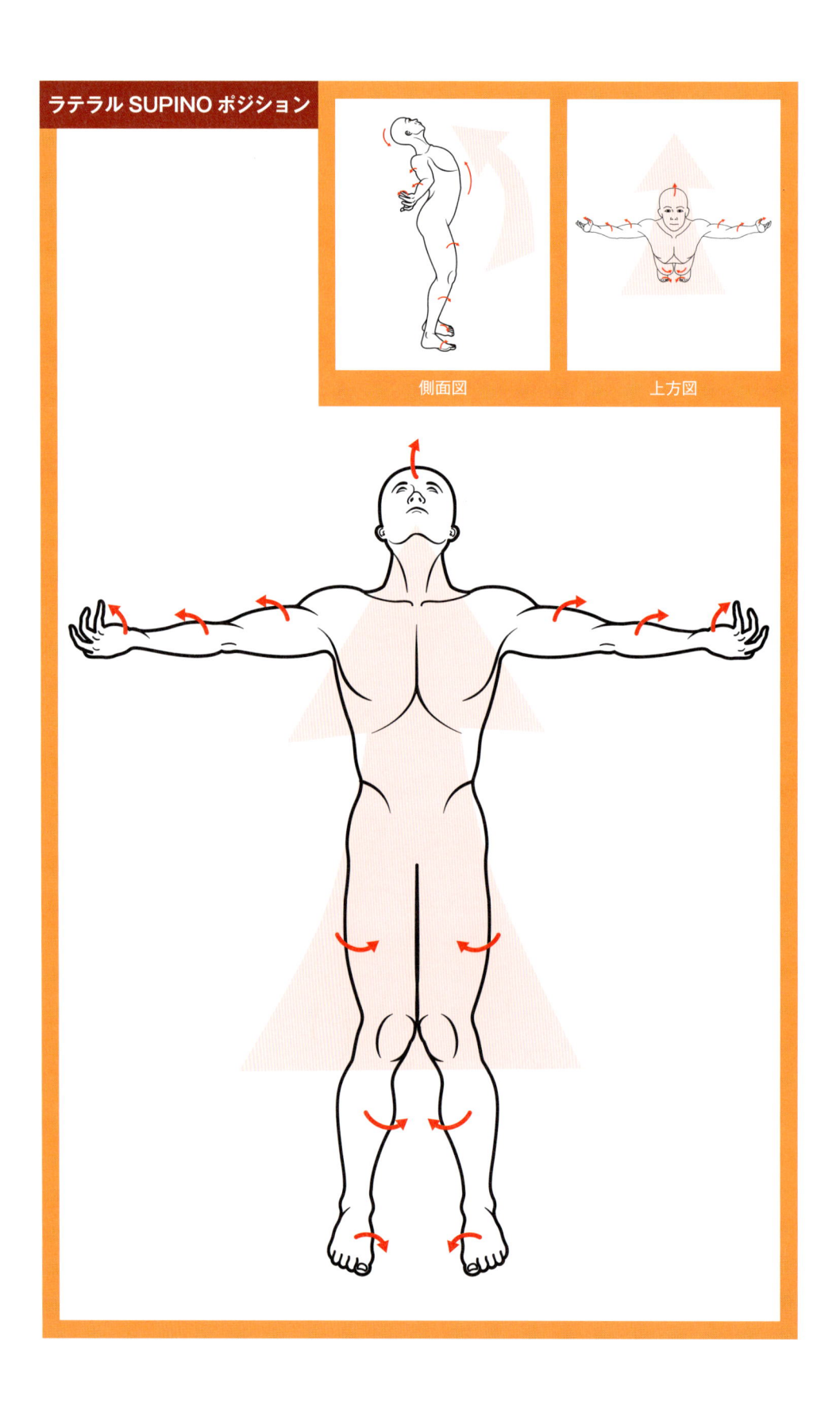

ラテラル SUPINO ポジション

側面図

上方図

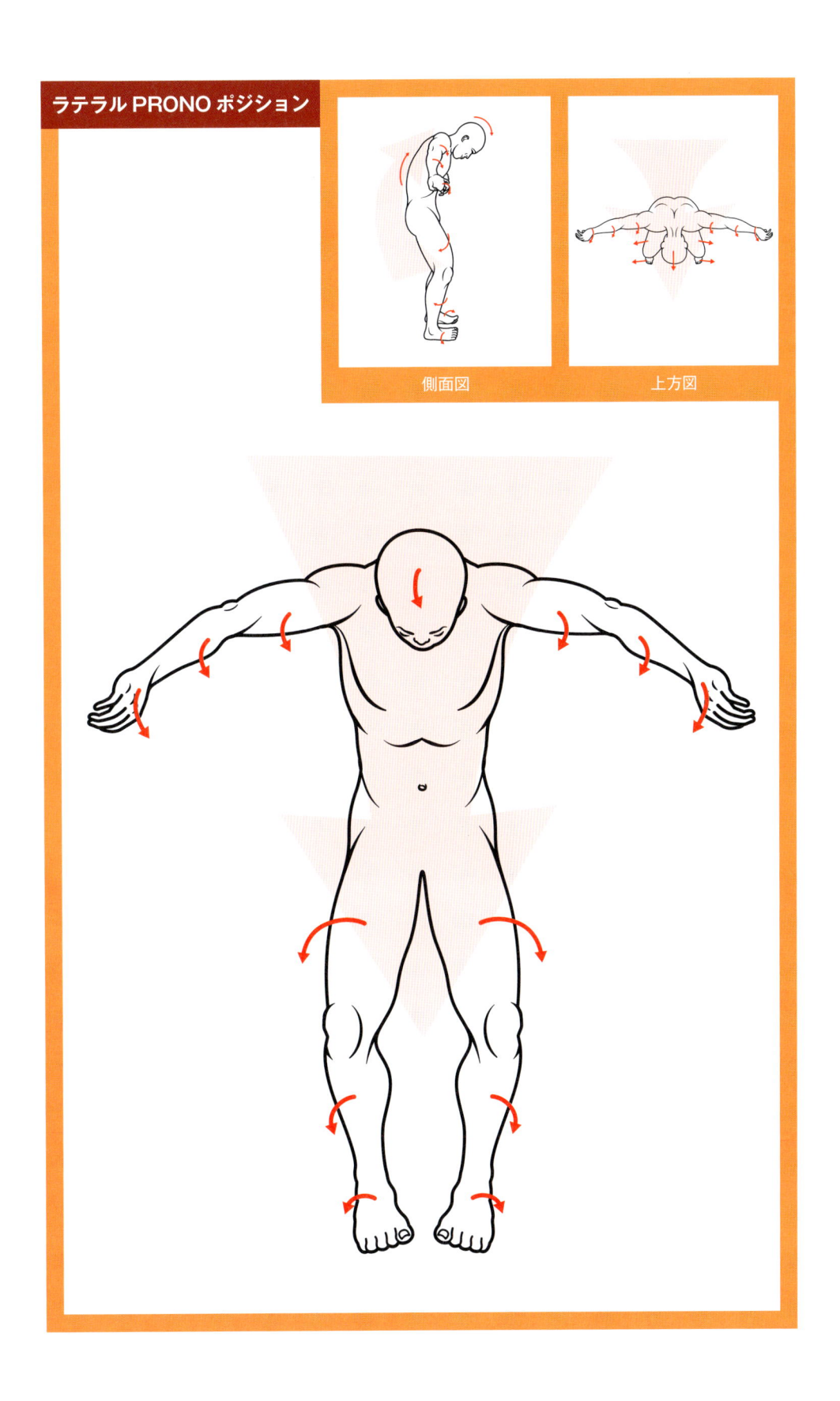

ラテラル PRONO ポジション

側面図

上方図

2種、PRONO系2種）、両側で計8本あり、互いに影響し合いながら身体の回旋動作の操作を担っている。これらの四肢筋膜ラインについては、四肢の動きに合わせて、外転角度の変化などによりその肢位ごとに主として作用する筋膜が切り替わったり、連鎖ルートの乗り換えが起こるのではないかと考えている。

その例としては、体幹の前面を走行する2種の筋膜（SUPINO・フロントライン、PRONO・フロントライン）は、主に肩関節が外転角度の高い場合に作用する特徴があり、治療における取穴も遠位部からの取穴が効果的であることがわかっている。その一方で、体幹の後面を走行する2種（SUPINO・バックライン、PRONO・バックライン）は、外転角度の低い場合に作用する特徴を示し、この場合、治療点は遠位部よりも近位部からの取穴が有効性を示す傾向にある。

さらに特記すべき特徴としては、同じSUPINO系の2つの筋膜であるSUPINO・フロントラインとSUPINO・バックラインは2本ともに、下肢から上肢へと上行性に走行するが、下肢においてはこの2本の筋膜は逆方向の回旋を示し、互いに交差点（クロスポイント）を設けながら上行することが挙げられる（図6-1、図6-2）。その2本の筋膜による物理的な交差現象は、下肢の機能としては、安定性と支持性を与えることになる。下肢を抜けて体幹前面部を通り、対側の上肢に至ってからは、それまで逆方向に回旋していた2本の筋膜の走行は一変し、同方向に回旋するようになる。これは交差点を設けないことを意味しており、それは上肢の機能面において、自由度と可動性を与える結果となる。

この現象は、PRONO系の2種の筋膜（PRONO・フロントライン、PRONO・バックライン）においても見られ、PRONO系の場合には、上肢で交差点（クロスポイント）を形成し、下肢では形成しないという逆の形態となるため、上肢が支持性を持ち、その代わり下肢に可動性をもたらす作用となるのである（図6-3、図6-4）。

このような走行の法則は、四肢間における4種計8本の回旋筋膜すべてに当てはまることであり、四肢における支持性（Stability）と可動性（Mobility）のバランスを相互に、かつ絶妙にコントロールしているものと考えられる。実際には、図6-9（p.101参照）に示すように、一肢に対しSUPINO系とPRONO系の筋膜4種が混在して走行しており、一見複雑に混線しているように見えるが、分類してみると図6-10、図6-11（p.101参照）のとおり、そこには規則性があり、それぞれの役割が動きの変化に合わせて相互に連携しながら、なめらかな動作を実現させているのである。

また、筋膜の交差点であるクロスポイントであるが、この点に方向性を持たせて刺鍼刺激を加えることにより、その効果は下肢なら上肢へ、上肢なら下肢へと影響し、遠隔的な筋膜の回旋連鎖効果を示す。従って、ダイナミックロト・セラピーにおける治療では、このクロスポイントを治療点として定め、その中でも改善目的に最も有効であると思われる場所を最良の治療点として使用している。

SUPINO・フロントライン（外旋前方ライン）

走行ルート

　前足部、足底の最陥凹部から始まり、足背を横断し、外果下縁（丘墟穴）からアキレス腱、下腿内側（三陰交穴）を回り、外側方向（陽陵泉穴）へらせん状に走行していき、鼠径部から腹部対側の胸部に向かう。ここで2本に分岐し、1本は前頚部を通り対側の乳様突起（完骨穴）を上って側頭部に至るが、もう1本は、前胸部から腋窩、上腕後部を回って前腕橈側より前腕尺側（霊道穴）へと内側を通り、母指（魚際穴）から示指（三間穴）に終わる筋膜ラインである（図6-1a）。

作用の特徴と方向性

　この筋膜は、下肢から対側上肢へと上行性の運動連鎖を生じ、この筋膜が作用することで、距骨下関節は回内し、下腿は外旋、大腿は内旋し、対側上肢は肩関節外旋、前腕回外へと動きを誘導する。

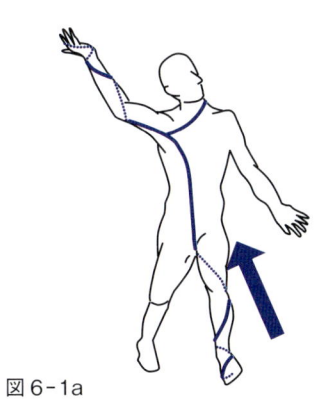

図6-1a

　図6-1b、図6-1cは、SUPINO・フロントライン上における他筋膜との交差点（クロスポイント）を示すと同時に該当する経穴例として図式化したものである。遠位部においてSUPINO障害に対し、最も効果的な治療点であると確信して表記している。

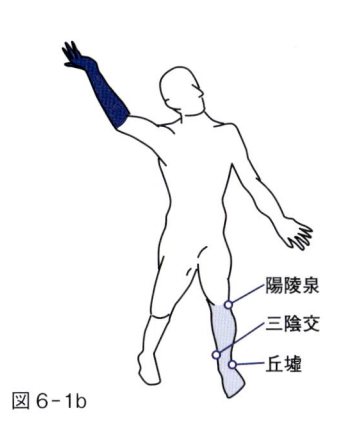

図6-1b　陽陵泉／三陰交／丘墟

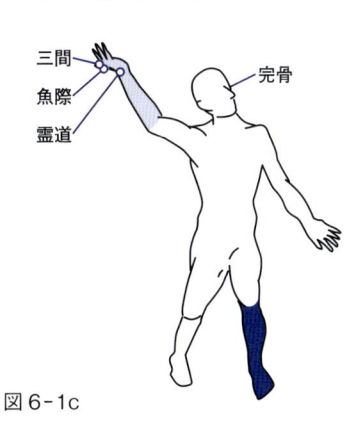

図6-1c　三間／魚際／霊道／完骨

SUPINO・バックライン（外旋後方ライン）

走行ルート

　足底から足外側、外果前面（丘墟穴）、足関節前面を通り下腿内側（三陰交穴）を内側方向へらせん状に走行していき、下腿後面から外側（陽陵泉穴）を通過して大腿前面を鼠径部方向（足五里穴）に上がり、殿部から対側の背部へ。その後、肩甲骨後面で分岐し、1つは後頚部から対側の乳様突起（完骨穴）へ抜けるが、他方は上腕後面（手五里穴）から肘前面、前腕を反時計まわりにらせんに下り、手首の掌側を通って小指に終わる筋膜ラインである（図6-2a）。

作用の特徴と方向性

　この筋膜は、SUPINO・フロントラインと同様に下肢から対側上肢へと上行性の運動連鎖を生じるために作用する。この筋膜の作用はSUPINO・フロントラインと同じである。

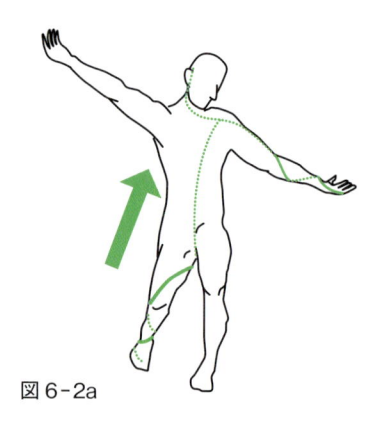

図6-2a

　図6-2b、図6-2cは、SUPINO・バックライン上における他筋膜との交差点（クロスポイント）を示すと同時に該当する経穴例として図式化したものである。近位部より厳選して最も有効と思われる治療点を示した。

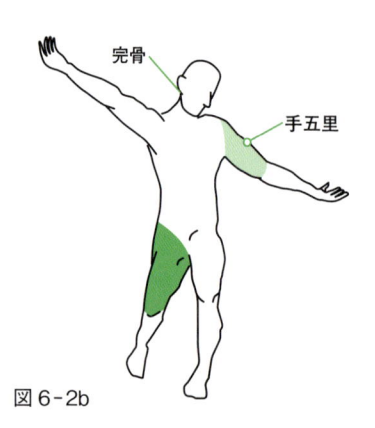

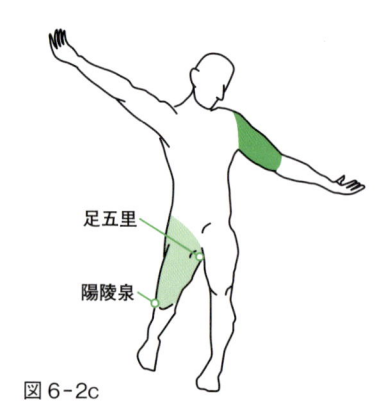

図6-2b　完骨　手五里

図6-2c　足五里　陽陵泉

PRONO・フロントライン（内旋前方ライン）

走行ルート

　手の第5指外側（後渓穴）からはじまり、手関節を外側から橈側（偏歴穴）へと回り、前腕内側から肘内側へ反時計回りに回る。その後、上腕後面を肩峰に向い、前胸部に出る。そこで2本に分岐するが、一方はそのまま上方に同側の乳様突起（完骨穴）から側頭部を通って頭上へ。前胸で分岐した他方の別枝は、腹部中央を通り対側の腸骨へ下り、その後、大腿部外側から後面へ。膝窩から内側（陰陵泉穴）へ回りながら下腿前面を斜めに横断して下腿外果の上（懸鐘穴）を通って足部内果下縁（照海穴）を通り前面に出る。そこからは足背部に出て、足部外側より足底に終わる筋膜ラインである（図6-3a）。

作用の特徴と方向性

　この筋膜は、上肢から対側下肢へと下行性の運動連鎖を生じ、この筋膜が作用することで、前腕回内、上腕内旋、対側大腿外旋、下腿内旋、距骨下関節回外を誘導する。

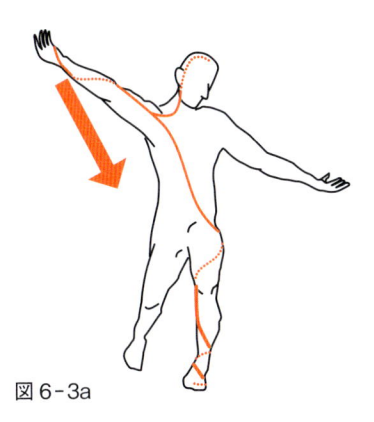

図6-3a

　図6-3b、図6-3cは、PRONO・フロントライン上における他筋膜との交差点（クロスポイント）を示すと同時に該当する経穴例として図式化したものである。遠位部より厳選して最も有効と思われる治療点を示した。

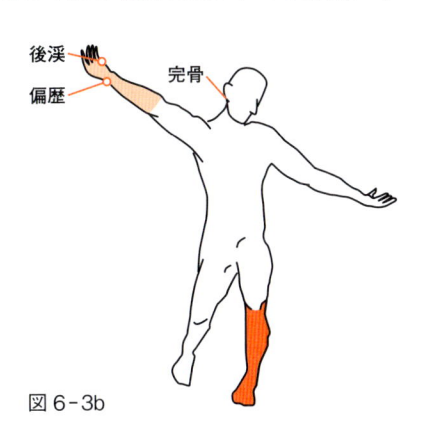

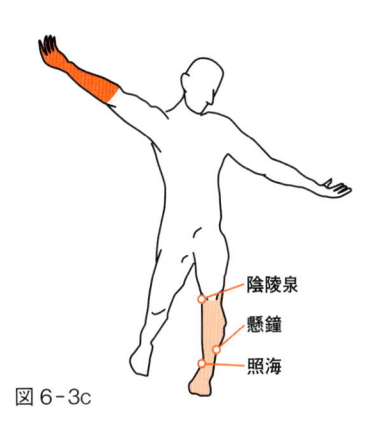

図6-3b

図6-3c

PRONO・バックライン（内旋後方ライン）

走行ルート

　示指（三間穴）からはじまり、母指掌側（魚際穴）、手関節掌側から尺側、前腕橈側（偏歴穴）などを反時計回りに前腕を回って、肘関節内側から上腕（消濼穴）を経て腋窩、肩上後部へ。そこで2本に分岐するが、一方は後頸部を通って対側の乳様突起（完骨穴）から側頭部へ抜ける。肩後部で分岐した他方は、背部を下り対側の上殿部へ。その後、大腿外側（風市穴）から前面に斜めに下り膝内側（陰陵泉穴）へ抜けて、その後は下腿を斜めに下って外果上に出て、さらに足関節前面を通って内果下縁から足底へ終わる筋膜ラインである（図6-4a）。

作用の特徴と方向性

　この筋膜は、PRONO・フロントラインと同様に、上肢から対側下肢へと下行性の運動連鎖を生じ、この筋膜の作用はPRONO・フロントラインと同じである。

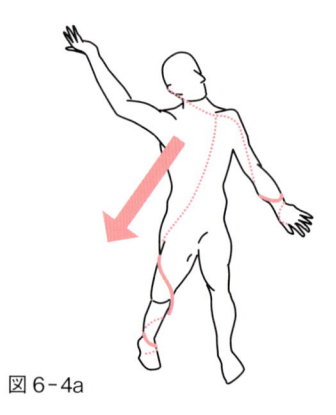

図6-4a

　図6-4b、図6-4cは、PRONO・バックライン上における他筋膜との交差点（クロスポイント）を示すと同時に該当する経穴例として図式化したものである。近位部より厳選して最も有効と思われる治療点を示した。

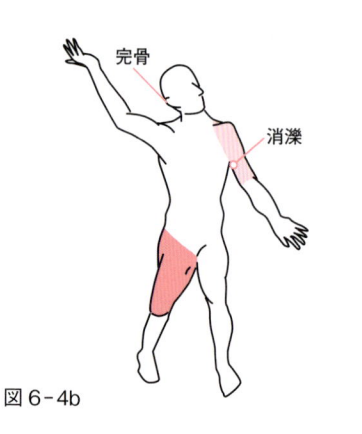

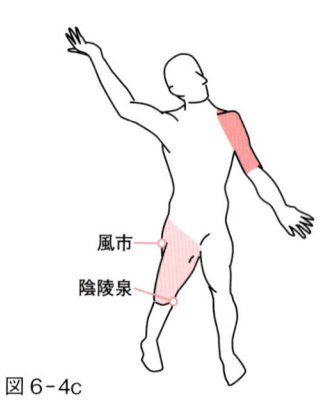

図6-4b

図6-4c

解剖学的肢位における回旋筋膜四肢ライン

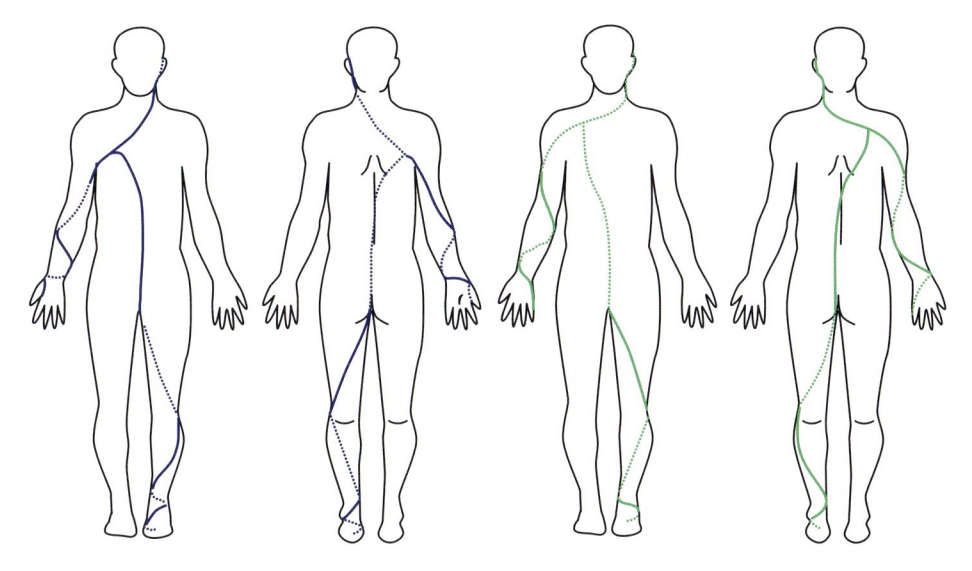

SUPINO・フロントライン（S・F）

SUPINO・バックライン（S・B）

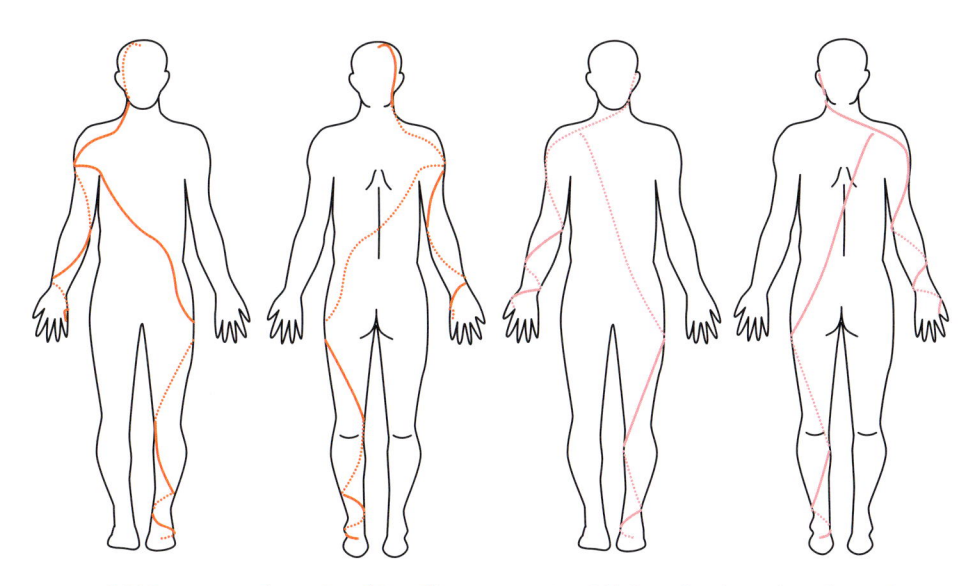

PRONO・フロントライン（P・F）

PRONO・バックライン（P・B）

2）回旋筋膜体幹ライン
ラテラル・フロントライン（平行ライン）とラテラル・バックライン（平行ライン）

　両上下肢の筋膜は肩関節外転90°肢位で最も平行連結しやすくなり、相互で連絡し合って体幹の前後屈運動を操作する。図6-5、図6-6、図6-7、図6-8は、それぞれの肢位で最も平行連結を示す筋膜を表したもので、ダイナミックロト・テスト法の一種であるLT（ラテラル・テスト）において最も作用する筋膜連鎖図である。

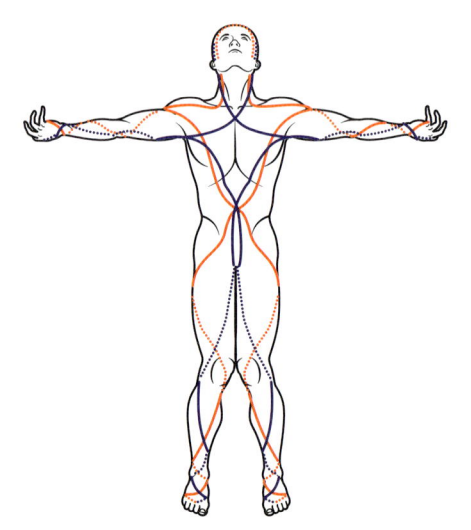

図6-5　ラテラル・フロントライン前面

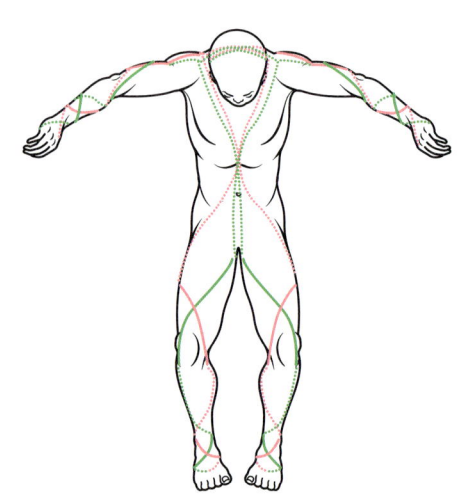

図6-6　ラテラル・バックライン前面

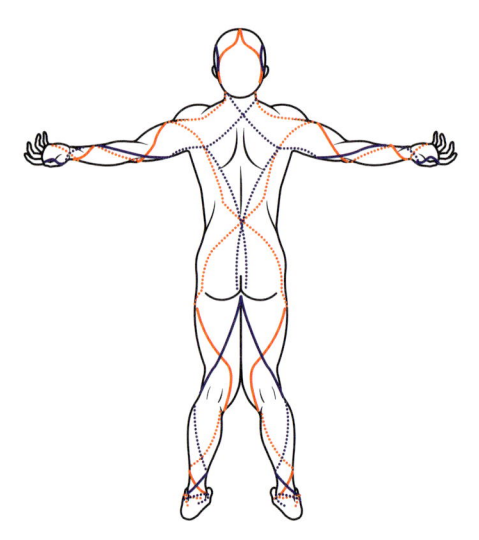

図6-7　ラテラル・フロントライン後面

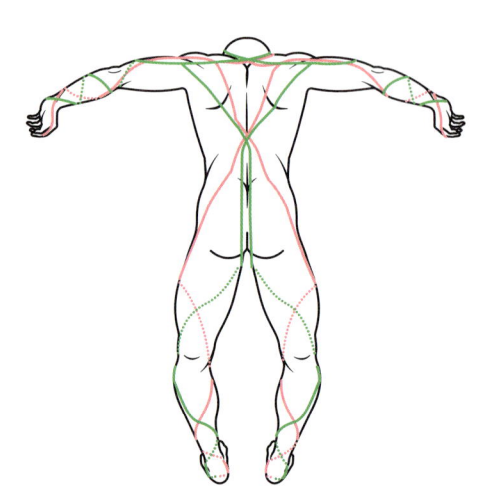

図6-8　ラテラル・バックライン後面

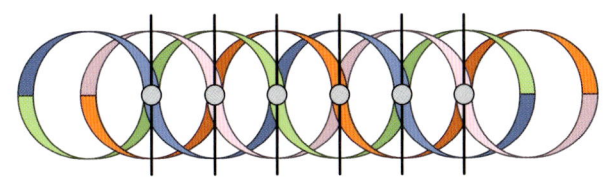

図6-9 4種の筋膜の全身走行イメージ

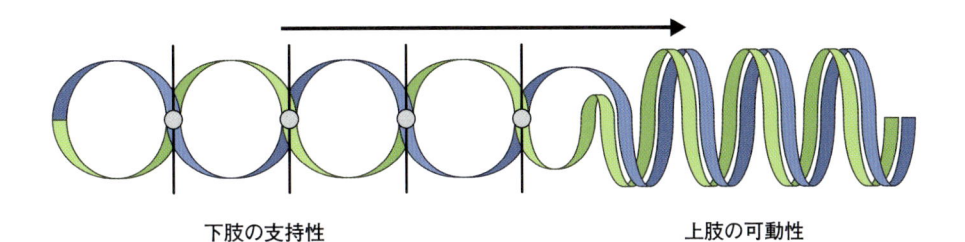

下肢の支持性　　　　　　　　　　　上肢の可動性

図6-10 SUPINO系筋膜の上行性走行イメージ

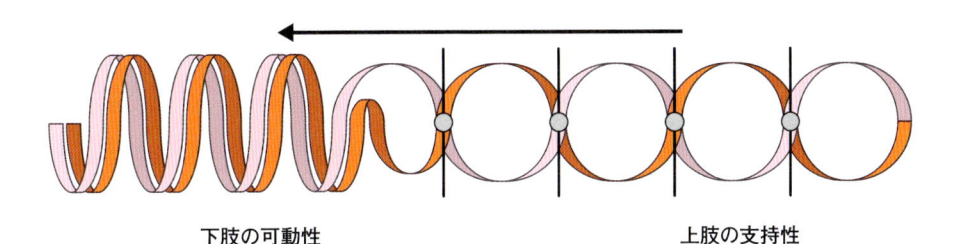

下肢の可動性　　　　　　　　　　　上肢の支持性

図6-11 PRONO系筋膜の下行性走行イメージ

3．ダイナミックロト・テスト(診断)

　ダイナミックロト・テストには、LT（ラテラル・テスト）とPDT（パーフェクト・ダイアゴナルテスト）の2種類があり、LTはラテラルPRONOとラテラルSUPINOポジションを被験者に行わせ、前傾動作と後傾動作を比較。前傾動作よりも後傾動作に難がある場合にはSUPINO障害、後傾動作よりも前傾動作に難がある場合にはPRONO障害と診断する。

　一方、PDTはPRONOとSUPINOポジションを応用したもので、LTテストでSUPINO障害だった場合は、SUPINOポジションにて、右下肢の内旋、対側左上肢の外旋、右上肢の内旋、頚の右旋・後屈のうち、いずれかの制限に加え、左下肢の外旋とともに左踵外側に十分な荷重ができずに全身でなめらかな上行性対角連鎖が形成できない場合においては、右側との比較において左SUPINO障害と診断。左下肢の内旋、対側右上肢の外旋、左上肢の内旋、頚の左旋・後屈のうち、いずれかの制限に加え、右下肢の外旋とともに右踵外側に十分な荷重ができずに全身でなめらかな上行性対角連鎖が形成できな

い場合においては、左側との比較において右SUPINO障害と診断するものとする。

　またLTテストでPRONO障害だった場合は、PRONOポジションにて、左上肢の内旋、対側右下肢の外旋、左下肢の内旋、頚の右旋・前屈のうち、いずれかの制限に加え、右下肢の外旋とともに右前足外側部（第5趾）に十分な荷重ができずに全身でなめらかな前傾の下行性対角連鎖が形成できない場合においては、右側との比較において左PRONO障害と診断。右上肢の内旋、対側左下肢の外旋、右下肢の内旋、頚の左旋・前屈のうち、いずれかの制限に加え、左下肢の外旋とともに左前足外側部（第5趾）に十分な荷重ができずに全身でなめらかな前傾の下行性対角連鎖が形成できない場合においては、左側との比較において右PRONO障害と診断するものとする。

1) LT（ラテラル・テスト）：SUPINO型・PRONO型の選別

　SUPINO型障害かPRONO型障害かを選別するための補助用テストである。基本的には、PDT（パーフェクト・ダイアゴナルテスト）だけでタイプ選別や診断が可能であり、PDTテストと重複するので、必ずしも実施する必要はないが、PDTだけではタイプ選別に迷いが生じるような場合には、このテストを先に用いると便利である。

2) PDT（パーフェクト・ダイアゴナルテスト）：左右の選別と診断

　SUPINO型障害かPRONO型障害かのタイプ選別と左右の選別をトータルでテストできる。このテストを実施する際の足の位置は、肩幅に、かつ自然に前後に開いて立つ。そして、爪先の方向を必ず正面に向かせ、テスト実施中にも、爪先方向がずれて代償運動が生じてしまうことがないように実施することが大切である。

SUPINO型

　対側の上下肢間における対角軸外旋作用による上行性連鎖運動障害を診るテスト法である。正常な外旋運動の場合には、一側下肢が内旋（Knee-in）すると、体は逆方向へ回旋し、対側上肢は大きく外旋、頚部は外方回旋して外旋側下肢に荷重する姿勢となる。このテストで異常がある場合には、体幹が外方に回旋しないか、十分に外旋方向の下肢に荷重できないなどの症状が認められる。

PRONO型

　対側の上下肢間における対角軸内旋作用による下行性連鎖運動障害を診るテスト法である。正常な場合には、一側上肢が内旋していくと、頚部・体幹は逆方向へ回旋し、対側下肢が外旋（Knee-out）し、前足部に荷重する前傾姿勢となる。このテストで異常がある場合には、体幹が外方に回旋しないか、十分に前傾せず、前足荷重できないなどの症状が認められる。

　3Dとしての回旋要素を網羅した、この動きを実現できたら完璧である！　手から対側の足まで流れるような回旋連鎖を診ることを目的とする。

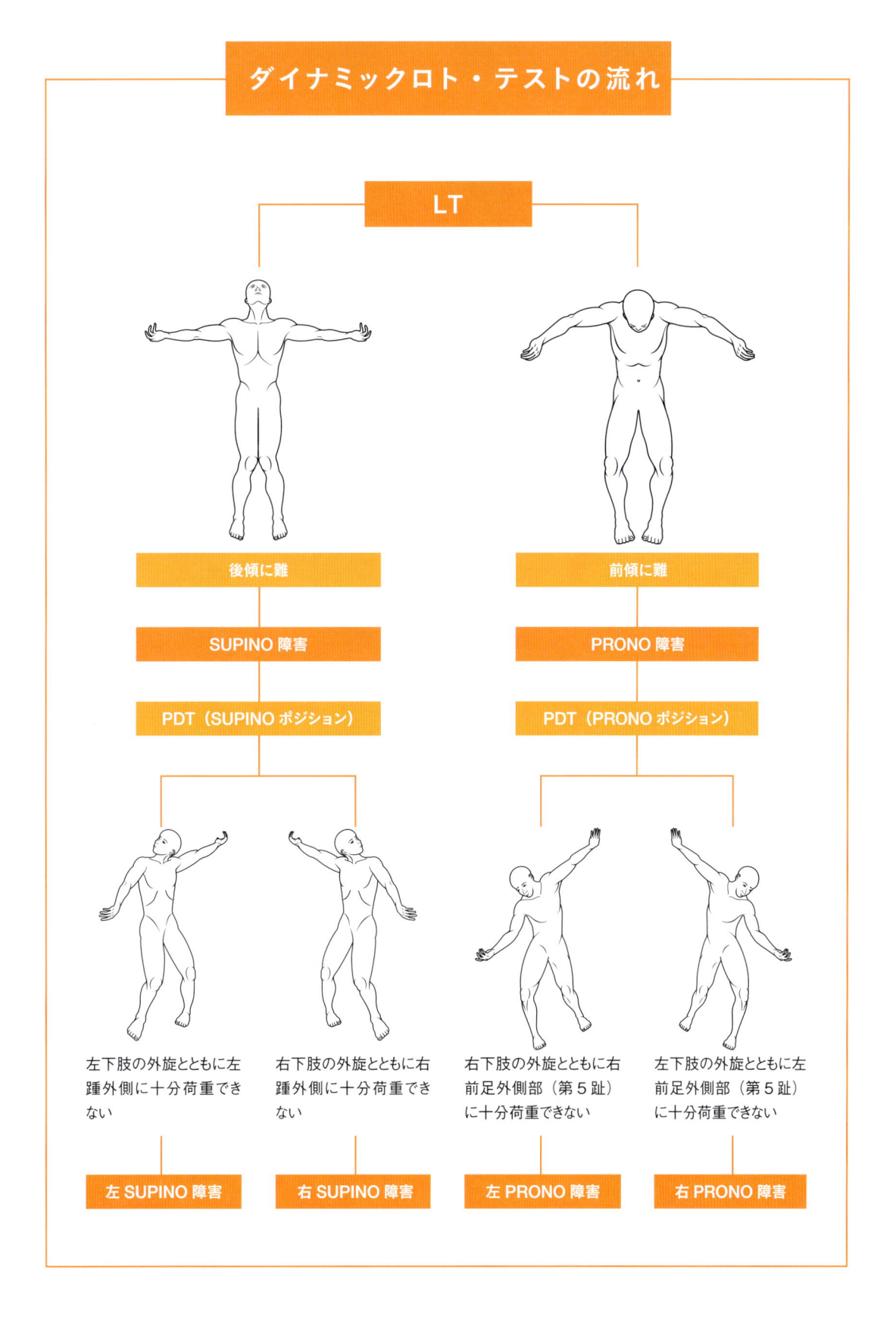

ダイナミックロト・テストの流れ

LT

↓

後傾に難	前傾に難
SUPINO 障害	PRONO 障害
PDT（SUPINO ポジション）	PDT（PRONO ポジション）

- 左下肢の外旋とともに左踵外側に十分荷重できない → **左 SUPINO 障害**
- 右下肢の外旋とともに右踵外側に十分荷重できない → **右 SUPINO 障害**
- 右下肢の外旋とともに右前足外側部（第5趾）に十分荷重できない → **左 PRONO 障害**
- 左下肢の外旋とともに左前足外側部（第5趾）に十分荷重できない → **右 PRONO 障害**

4．ダイナミックロト・鍼灸の治療

　主訴の内容や部位を問わず、誰にでもできるダイナミックロト・鍼灸治療を紹介する。
　本来ダイナミックロト・セラピーには、動きの相生相剋関係を考慮して補瀉を選択する診察法も用意されているが、混乱を避けるため、本書では誰にでもすぐに回旋障害をシステマティックに解消させることのできる簡易的方法のみを紹介することにする。
　なお、ここでは左SUPINO障害、左PRONO障害について記述しているが、右SUPINO障害、右PRONO障害の場合も考え方は同じで左右を変えて対応していただければ幸いである。

1）左SUPINO障害の場合

治療方針

　SUPINO障害の診断が下された場合には、2つの動作パターンの影響によるものと考えられる。まず1つ目の運動パターンとしては、①右下肢の内旋運動と対側左上肢の外旋運動が、SUPINO・フロントライン（以下、S・F）を通して下肢から上行性に制限させている場合である。もう1つの動作パターンは、②右上肢の内旋運動と対側左下肢の外旋運動がPRONO・バックライン（以下、P・B）を通して上肢から下行性に制限されている場合である。そのどちらの動作パターンの影響がこの障害の主因となっているのかは、PDTの肢位において、体幹が動かないように固定したままで、①と②の運動パターンを上下肢ペアで動かし、比較してみれば簡単に原因となっている動作パターンを識別することができるはずである。その後は、障害の原因となっている動作パターンの治療を以下から選択し、まずその主因パターンの治療から実施していく。その結果、効果に満足感が得られない場合は追加処置として他方の動作パターンも治療に加えていくものとする。
　なお、頚部は回旋のモーターポイントとして重要な位置づけとなっているため、必ず治療する部位として両側の完骨穴への治療（③④⑤）を行う。

治療

　①右下肢の内旋と左上肢の外旋ペアが制限されている場合は、右丘墟穴（S・F）と右三陰交穴（S・F）に置鍼したまま足首の外回し運動（以下、運動鍼と表記）、さらに左魚際穴（S・F）に置鍼することで、対側左肩関節外旋が改善する。刺鍼方向はS・Fが上行性なので、丘墟穴が三陰交穴方向、三陰交穴が陽陵泉穴方向、魚際穴が示指方向となり、筋膜の回旋に沿って刺鍼する。
　②右上肢の内旋と左下肢の外旋ペアが制限されている場合は、右消濼穴（P・B）に置鍼したまま上腕・肩に対する内旋運動鍼、さらに左風市穴（P・B）に置鍼することで、対側左下肢の外旋が改善する。刺鍼方向は消濼穴が肩井穴方向、風市穴が陰陵泉穴方向となり、筋膜の回旋に沿って刺鍼する。

その後、①の場合は、③右完骨穴（S・F）への置鍼（刺鍼は百会穴方向）、②の場合は、④左完骨穴（P・B）への置鍼（刺鍼は大椎穴方向）を行い、最後に⑤それぞれ右完骨と左完骨を刺鍼した上で、首を右回旋・斜め上方へ後屈運動鍼をさせる。つまり手順を示すと、①主因動作パターン治療→③完骨治療→⑤首の運動鍼、あるいは②主因動作パターン治療→④完骨治療→⑤首の運動鍼となる。

　なおSUPINO障害で治療の対象となるS・FラインとP・Bライン上に位置する経穴を参考までに図6-12に示しておく。

SUPINO・フロントライン（S・F）
魚際
三陰交
丘墟
完骨

PRONO・バックライン（P・B）
風市
完骨
消濼

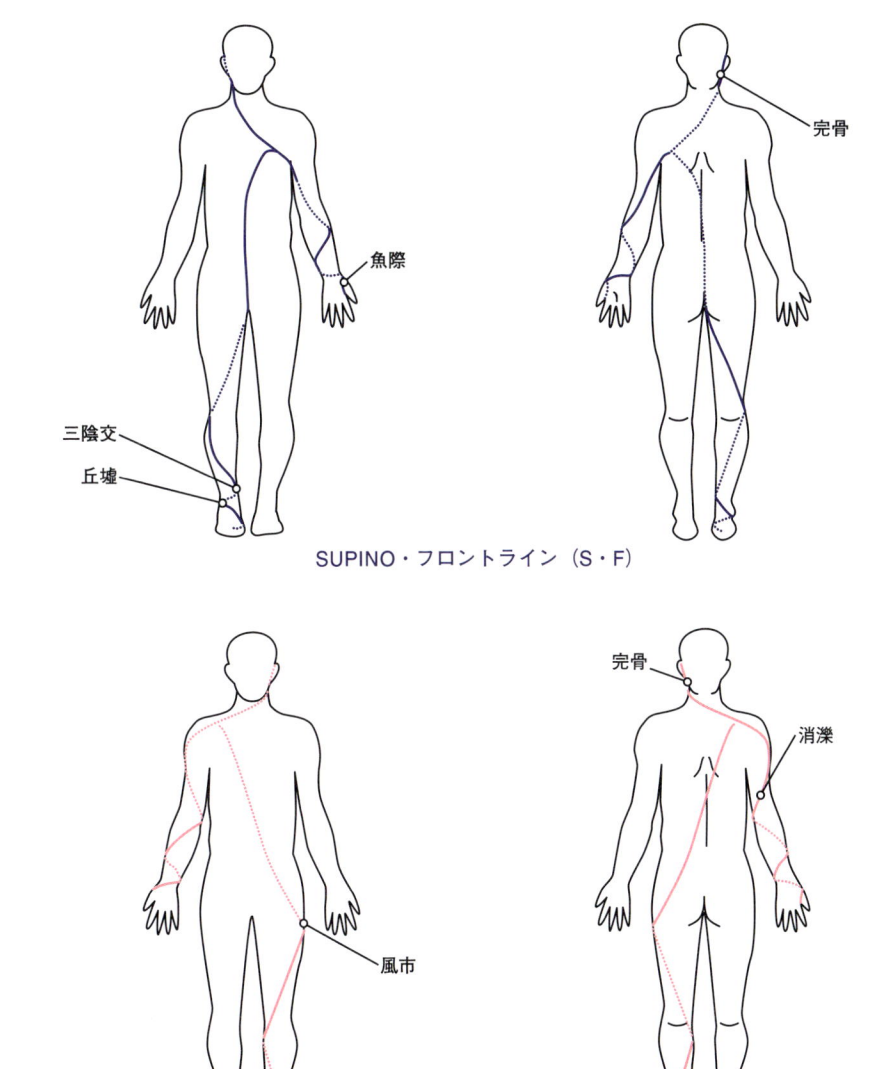

図6-12 SUPINO障害の治療穴

2）左PRONO障害の場合

治療方針

　左PRONO障害の診断が下された場合には、やはり原因となっている2つの動作パターンのうち、どちらか1つを識別しなくてはならず、1つは①左上肢の内旋運動と対側右下肢の外旋運動が、PRONO・フロントライン（以下、P・F）を通して上肢から下行性に制限されている場合であり、もう1つの動作パターンは、②左下肢の内旋運動と対側の右上肢外旋運動が、SUPINO・バックライン（以下、S・B）を通して下肢から上行性に制限されている場合である。

　その識別には、やはりPDTの肢位にて、①と②の動作パターン比較を行い、主因となっている動作パターンを1つ選び出す。その後は、主因となっている動作パターンの治療を以下から選択して実施する。その結果、効果に満足感が得られない場合には、追加処置として他方の動作パターンも治療に加えていく。

　なお、頚部はPRONO障害においても回旋のモーターポイントとして重要な位置づけとなっているため、必ず治療する部位として両側の完骨穴への治療（③④⑤）を行う。

治療

　①左上肢の内旋と右下肢の外旋が制限されている場合は、左後渓穴（P・F）と左偏歴穴（P・F）に置鍼したまま左上肢の内旋運動鍼、さらに右照海穴（P・F）に置鍼することで、右下肢の外旋とともに左上肢の内旋が改善する。刺鍼方向は後渓穴が陽池穴方向、偏歴穴が肘内側方向、照海穴が陥谷穴方向となり、筋膜の回旋に沿って刺鍼する。

　②左下肢の内旋と右上肢の外旋が制限されている場合は、左陽陵泉穴（S・B）と左足五里穴（S・B）に置鍼したまま左股関節の内旋運動鍼、さらに右手五里穴（S・B）に置鍼することで、右肩関節の外旋が改善する。刺鍼方向は陽陵泉穴が足五里穴方向、足五里穴が臍方向、手五里穴が尺沢穴方向となり、筋膜の回旋に沿って刺鍼する。

　その後、①の場合は、③左完骨穴（P・F）への置鍼（刺鍼は百会穴方向）、②の場合は、④左完骨穴（S・B）への置鍼（刺鍼は大椎穴方向）を行い、最後に⑤それぞれの両完骨に刺鍼した上で、首を右回旋・斜め下方へ前屈運動鍼させる。つまり手順を示すと、①主因動作パターン治療→③完骨治療→⑤首の運動鍼、あるいは②主因動作パターン治療→④完骨治療→⑤首の運動鍼となる。

　なおPRONO障害で治療の対象となるP・FラインとS・Bライン上に位置する経穴を参考までに図6-13に示しておく。

PRONO・フロントライン（P・F）

SUPINO・バックライン（S・B）

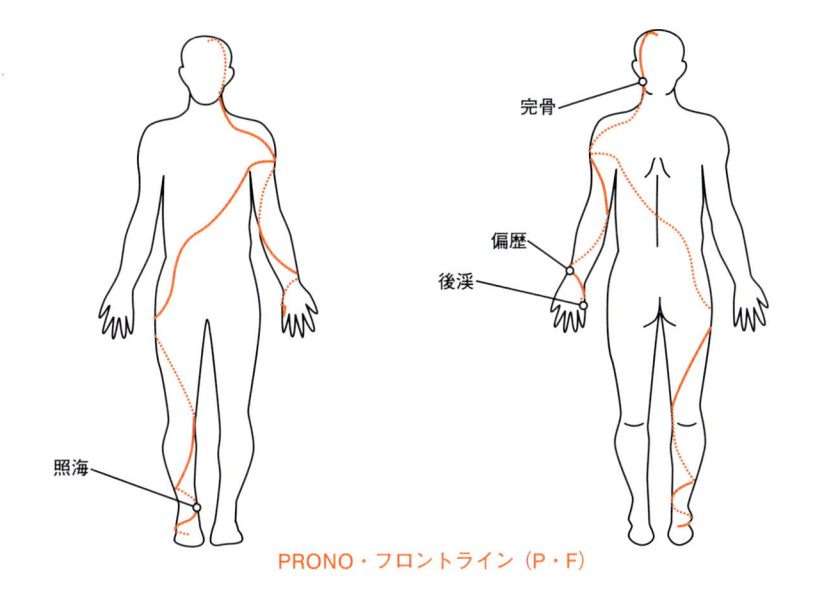

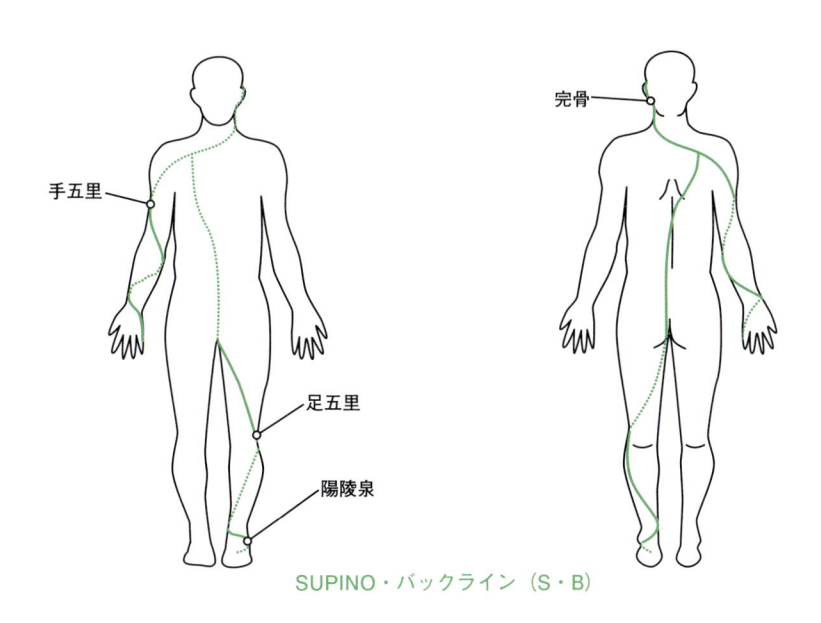

図6-13 PRONO障害の治療穴

5．症例

　ダイナミックロト・鍼灸は筋膜を対象とした治療理論をベースにしているため、運動器系疾患のみを対象にした治療であるという印象を抱く方が多いかもしれない。しかし、身体の回旋バランスを整えることで、浅筋膜から深部の筋膜（腹膜、漿膜、間膜）へとその影響は及ぶので、内科疾患を含め、多愁訴の改善が期待できる。実際に私が臨床の現場で

刺鍼方向についてのワンポイントアドバイス

回旋運動連鎖においては、その伝播に方向性があり、以下に示す方向性をもとに治療を進めていくことになる。
- SUPINO系連鎖（図6-14）→ 上行性（下肢から上肢へ）で、筋膜のらせん走行に沿って刺鍼
- PRONO系連鎖（図6-15）→ 下行性（上肢から下肢へ）で、筋膜のらせん走行に沿って刺鍼

ダイナミックロト・鍼灸ではこの法則に則り、刺鍼方向を決めている。また、ダイナミックロト・鍼灸では刺鍼方向に加え、患者の治療肢位も重視している。たとえばSUPINO障害ならSUPINO障害に近い肢位で、PRONO障害ならPRONO障害に近い肢位で、それぞれ3つのファンクションを作用させながら治療を行う（図6-16）。

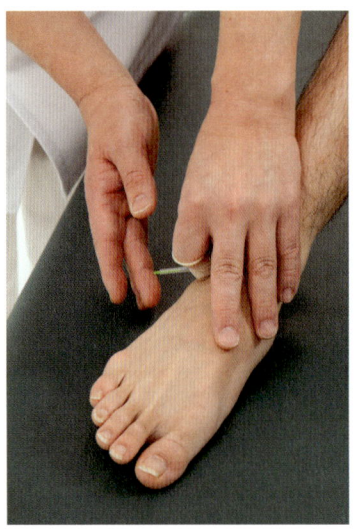

図6-14　SUPINO障害では上行性に刺鍼する。例：丘墟穴

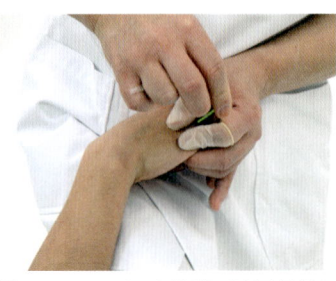

図6-15　PRONO障害では下行性に刺鍼する。例：後渓穴

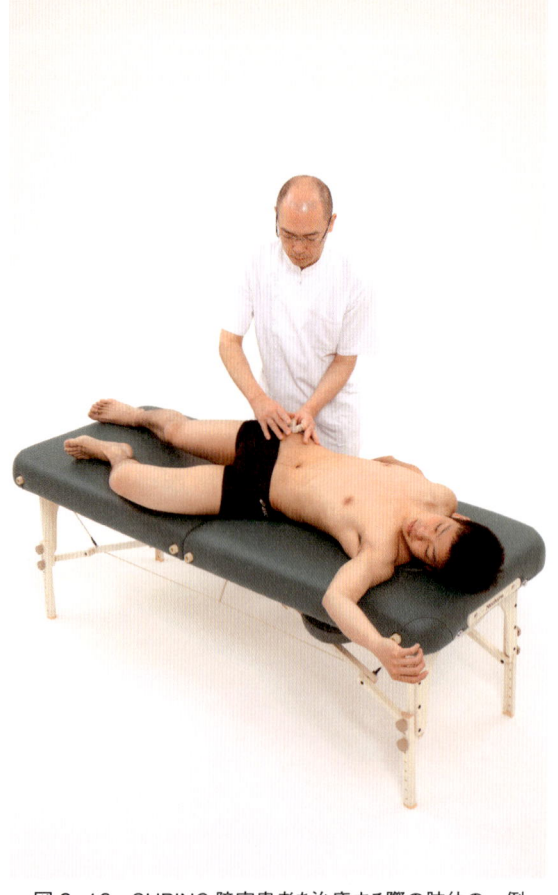

図6-16　SUPINO障害患者を治療する際の肢位の一例

治療を施した症例を2例ほど紹介することにする。

1）高校女子バスケットボール部員の多愁訴に対するダイナミックロト・鍼灸での対応例

患者

高校2年生、女子バスケットボール部員。

主訴

左腰痛を主訴とするが、右膝内側痛、肩こり、偏頭痛、生理痛を慢性的に抱えている。

現病歴

数カ月前、バスケットボールのプレー中に右膝内側に違和感を抱いてから自然な動きが困難になっていたが、プレーは可能だったため、そのままプレーを継続していた。しかし、最近になって左腰痛が発症してきた。なんとかプレーは可能であるが、プレー後に痛みは増悪し、座位も1時間以上になるとつらくなってきたため整形外科を受診。それでも異常は指摘されず経過観察となっただけで特に治療法はなかった。悪い疾患ではなさそうだが、改善も見られないばかりか、プレーも思いっきりできずに不安が募るばかりだったので当院を受診した。

既往歴

左足首捻挫（過去に複数回数）、他には特になし。毎月ある生理痛に関しては、婦人科を受診したが、特に疾患は認められていない。

アライメント

左肩内旋位、右肩下制、頚部右屈・右回旋傾向、左足回内位、右足荷重の立位姿勢。

所見

①左肩を水平伸展させると、右肩と比較して3割程しか伸展できず、それに対し右肩は水平伸展正常であったが、逆に水平屈曲においては制限が2割ほど認められた。

②頚部も、左屈・左旋の制限が強く、左回旋させると右肩僧帽筋上部に吊れ感を訴えた。

③仰臥位にて左下肢を外旋させても異常はないが、右下肢を内旋させると強い制限とともに左腰痛の誘発を確認。

④腹部中央に硬結あり（生理痛の反応も含むと思われる）。

腰痛を誘発する最も困難な姿勢と痛みの部位

体幹の左斜め後屈位⇒左第2-3腰椎椎間関節部。

ダイナミックロト・テスト（診断）

ラテラルSUPINOテスト陽性、左SUPINOテスト陽性だったため、「左SUPINO障害」と診断した。

左SUPINO動作で、「左上肢・右下肢・頚部」動作ペアの場合と、「右上肢・左下肢・頚部」動作ペアの場合とで差を比較。その結果、動作制限の強い「左上肢・右下肢・頚

部」ペアを主要障害部位と特定。

治療

①仰臥位にて左上肢と右下肢を左 SUPINO ポジションに位置させ、S・F 上の右丘墟穴（三陰交穴に向けて刺鍼）、右三陰交穴（陽陵泉穴に向けて刺鍼）を上行性に置鍼した上で（図6-17）、運動鍼として足首を外方向に回旋させること10回。これにより対側左上肢の外旋が拡大したことを確認できたものの、さらに改善の余地があると考え、左魚際穴を示指方向に追加刺鍼し、右足首の外回しを5回ほど追加実施。これにより右股関節の内旋と左上肢の外旋は大きく改善したことを確認できた。

②次いで、左下肢の近位部で、P・B 上にある左風市穴を下行性に押圧すると右上肢の水平屈曲と左下肢の外旋域が拡大することが確認できたため、左風市穴を陰陵泉穴に向けて下行性に刺鍼（図6-18）。直後に右上肢の水平屈曲、左下肢外旋が拡大することを確認した。同時に腹部硬結も緩和。

③この追加治療により、左下肢外旋域は十分に改善されていたので、さらなる治療として右上肢は取穴をしないことにした。

④右完骨穴を下行性に第7頸椎方向へ置鍼。次いで、左完骨穴も取穴し、上行性に頭頂部方向に置鍼。頸部を右回旋・後屈させながら運動鍼をした後、頸部の動きが促通したことを確認し、すべての治療を終了。

評価

施術前同様、体幹の左斜め後屈を行わせても左腰痛の誘発はなかった。アライメントも改善し、右膝内側痛や肩こりも改善したとのこと。何より本人が驚いていたのは、複数あった主訴の同時消失に加えて、体が軽く、動きがスムーズになった感覚であった。ダイナミックロト・セラピーの目指す、全身の回旋運動連鎖が促通されたことを証明する症例であった。

2）ダイナミックロト・鍼灸がめまいに奏効した症例

患者

60歳、男性、自営業。

主訴

めまい、腰痛、便秘。

現病歴

慢性的な右腰痛を持っており、整形外科では診察を受けているが今のところ問題もなく、それなりに日常生活は送れている。それでも腰痛を心配して運動を控えてきたためなのか最近便秘がひどくなってきている。それとほぼ同時に、めまいが多発するようになったので、心配になり脳神経外科を受診し、MRI 検査もするが特に異常は認められなかった。それでも、一日のうちに何度かめまいが起きて不快な日々を送っている。

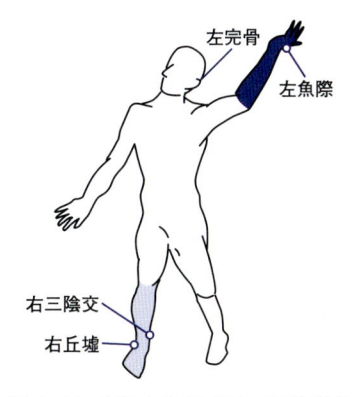

図 6-17 症例 1 の S・F 上での治療点

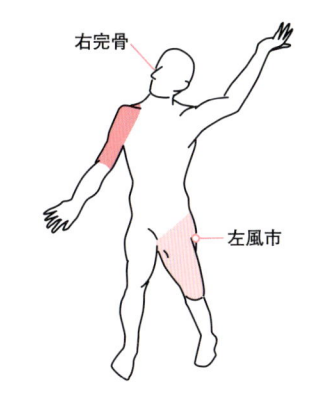

図 6-18 症例 1 の P・B 上での治療点

立位でのアライメント

O脚（三横指）、右肩下制外旋位、頚部右屈・右旋位、左肩内旋位、右骨盤挙上・右回旋位。

ROM

頚部左回旋制限＋＋（左回旋時にめまい誘発）、頚部右回旋ではめまい－。左肩外旋制限＋＋、体幹の前屈40°で右腰痛（L4-5）軽度＋、右肩水平伸展・内旋制限＋、仰臥位にて右下肢の内旋制限＋＋、左下肢の外旋制限＋。

ダイナミックロト・テスト（診断）

ラテラルPRONOテスト陽性、右PRONOテスト陽性だったため、「右PRONO障害」と診断した。

右PRONO動作で、「右上肢・左下肢・頚部」動作ペアの場合と、「左上肢・右下肢・頚部」動作ペアの場合とで差を比較。特に制限のみられる「左上肢・右下肢・頚部」ペアを主要障害部位と特定。

治療

仰臥位右PRONOポジションにて著しく制限が出ている、右下肢の内旋と対側の左上肢の外旋制限に注目。頚部については、仰臥位であっても左に回旋するとめまいを誘発する状態だったのでめまいを生じない程度の頚部やや左回旋位とした。

左下肢には外旋制限があるものの、右下肢の内旋制限と比べれば制限は軽度である上、左上肢にも外旋制限があることから、右下肢と左上肢間での回旋障害が頚部に悪影響を与えている原因になっていることを確信し、この動作ペアに対してアプローチしていくこととし、以下の手順で治療を実施した。

①仰臥位にて右下肢伸展・内旋位、左上肢伸展・外旋位にさせる。

②施術前に、右下肢内旋と右足首の外方向への回旋、左上肢外旋がスムーズでないことを確認後、右S・B上の右陽陵泉穴（大腿前面に向けて刺鍼）、右足五里穴（陰部に向けて刺鍼）に上行性に置鍼。さらに同ライン上にある対側左手五里穴（肩後面に向けて刺鍼）に対し、上行性に置鍼（図6-19）。

③右足関節を外方向に回すように本人に指示。次いで、左上肢外旋がスムーズになるま

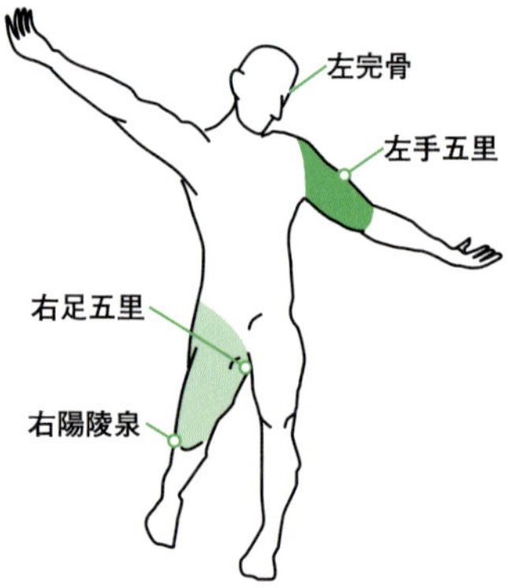

図6-19 症例1のS・B上での治療点

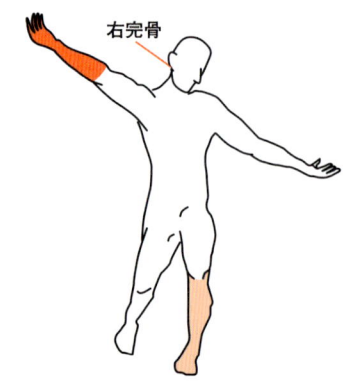

図6-20 症例1のP・F上での治療点

で左上肢外旋運動鍼を5〜6回程度実施。

④左上肢外旋運動と右足首の外方向回しもスムーズになったところで、右股関節を最大まで内旋させた肢位で左上肢を再び外旋させてみると、先ほどと比較して多少外旋に制限がかかったため、続いて頚部へのアプローチとして、その肢位のままで、右P・F上の右完骨を第7頚椎方向（下行性）に置鍼し（図6-20）、最後に、左S・B上の左完骨を頭頂部方向（上行性）に置鍼した上で、再度、左上肢外旋運動をさせてみた。

⑤その直後、左上肢の外旋のみならず下腿全体が外方向にスムーズに回旋するようになったことを確認。股関節にも良い影響が及んでいるとの予想の下、右股関節の内旋可動域を確認してみたところ、大きく改善し、動きがスムーズになっていることを確認できた。

⑥それにより、施術前に制限があった左股関節の外旋域も改善していることが確認できたばかりか、結果として頚部の左回旋時のめまいも同時に消失していた。

評価

治療後の立位でのアライメント変化は顕著で、右肩下制、頚部右屈曲・右回旋、左肩内旋傾向などにも改善が見られ、本人もめまいの消失を大変喜んでくれた。

めまいの発症原因となる後頭下筋群には、眼、耳等を支配する重要な頚神経等が密集しているので、回旋連鎖障害の同部位へ与える影響は大きく、それによる筋緊張や血流障害がめまいの発生原因だったことが推察できた。

本症例からは、四肢間の回旋障害と頚部の回旋障害は密接に関係していることと、四肢の回旋障害へのアプローチは、頚部をはじめとする中枢部へも大きな治療効果を与えるものであることを改めて確信することができた。

付録

ダイナミックロト・エクササイズの考え方と実践

ダイナミックロト・セラピー研究会ヘッド・トレーナー
NATA公認ATC
間宮芳生

1. はじめに

　アスレティックトレーナーとして、スポーツ現場における外傷・障害の防止、受傷後のリハビリや選手の調整などに長年取り組んできましたが、その中でも自分の課題としてきたことの1つが不良姿勢により生じる身体への様々な悪影響の問題でした。トレーナー業務においても、アライメントの改善や正しい姿勢づくりのためのエクササイズは不可欠であり、これまでも様々な方法を試してきましたが、今一つ満足できる方法に出会うことができませんでした。そんな折、ダイナミックロト・セラピーの理論を取り入れたエクササイズを新たに開発する機会に恵まれ、試行錯誤の末、ダイナミックロト・セラピーの一分野としての位置づけの下、回旋動作に特化した姿勢づくりに理想的なエクササイズ開発に成功しました。
　ダイナミックロト・鍼灸により回旋障害が改善した後の治療効果の持続、再発予防を目的として、ダイナミックロト・エクササイズを発案しました。このエクササイズには自然な回旋運動連鎖を取り戻し、身体に正しい動きを再学習させるための重要な役割があるものと確信しています。昨今様々なトレーニングや運動法が存在している中、今までになかった独自の回旋理論を基盤にしたエクササイズの研究に取り組んでいるところです。
　今回はその研究成果の一端をご紹介します。

2. 筋膜のファンクションによる連動性と相反性の活用

　回旋運動連鎖は、必ず筋膜によって作り出される機能上の連鎖ルートである「ファンクション」上を伝播していきます。
　ダイナミックロト・エクササイズを運動処方する上で考え方の基本となるのがこの3種類のファンクションです。エクササイズプログラムを作成する上でも、鍼灸治療のときと同様にこの3つの回旋ファンクションにおける連動と相反作用を理解しておくことが必要で、そ

れを利用しながら、運動処方においてもまず先に健側からアプローチをしていきます。

1）ヴァーティカル・ファンクション（p.68参照）

同側上下肢間の縦の連動作用による内・外旋の共同運動を引き出していきます。

（例）右上肢内旋⇔右下肢内旋………結果として上下肢と体幹は左方向へ回旋

2）ラテラル・ファンクション（p.69参照）

ラテラル・ファンクションでは、上肢間、下肢間での左右の連動性や相反性の運動を引き出していきます。

（例）連動性：両下肢同時内旋⇔両上肢同時外旋………体幹が後傾します。
　　　　　　　両上肢同時内旋⇔両下肢同時外旋………体幹が前傾します。
　　　相反性：左上肢内旋⇔右上肢外旋………上半身が右へ回旋します。
　　　　　　　左下肢内旋⇔右下肢外旋………下半身が右へ回旋します。

3）ダイアゴナル・ファンクション（p.72参照）

ダイアゴナル・ファンクションでは、上肢と対側の下肢間での対角相反性を利用して全身を使った最も広範囲な回旋連鎖運動を引き出していきます。

（例）左下肢内旋⇔右上肢外旋………全身が右斜め後屈します。

3．ダイナミックロト・エクササイズの実際

ラテラル・ファンクションを使った背臥位における基本的なダイナミックロト・エクササイズの一例を解説した後、実際のクライアントに対する運動処方例を紹介することにします。

背臥位によるエクササイズは、体幹が床に接しているため、全身の筋が立位時よりも緊張しないメリットがあります。治療効果の維持を目的とした全身運動の連鎖作りには簡便かつ再現性の高いエクササイズであると言えます。背臥位のため、ベッドサイドでの指導に適しています。

1）背臥位ラテラル・フロント・エクササイズ（両上下肢連合運動）（図1）

上肢間、下肢間における横軸回旋作用による連鎖運動の促通を目的としています。

ラテラル・フロントライン（p.100参照）の筋膜を刺激したラテラル・ファンクションのエクササイズです。この運動により、体幹が伸展しやすくなるので、外旋障害のある場合に有効です。

【手順①】

背臥位にて、両上肢外転90°、両下肢も肩幅外転位とする。その位置から両上肢ともに外旋させ、棘下筋、小円筋などの肩関節外旋筋群、さらには外旋に伴い肩甲骨内転を促すように僧帽筋中部・下部、菱形筋を収縮させていきます。胸椎は伸展し、それにより脊柱起立

筋は収縮していることが自覚できます。胸椎の伸展を起点として上半身全体が伸展していくことを確認します。

【手順②】

次に、足部を底屈・回内させ、脛骨内旋⇒膝外反⇒股関節屈曲・内旋⇒骨盤前傾という順序で下肢からの回旋を上行させていくことにより、胸椎の伸展や上肢の外旋がさらに増強されることを感じ取り、下肢からの上行連鎖が上体、上肢へと連鎖することを自覚していきます。

2）背臥位ラテラル・バック・エクササイズ（両上下肢連合運動）（図2）

これはラテラル・フロント・エクササイズとは逆の運動になります。

ラテラル・バックライン（p.100参照）の筋膜を刺激したラテラル・ファンクションのエクササイズです。この運動により、体幹が屈曲しやすくなるので、内旋障害のある場合に有効です。

【手順①】

背臥位、両上肢外転90°、両下肢肩幅外転位。両上肢ともに内旋させ、肩甲下筋、三角筋前部などの肩関節内旋筋群、さらには内旋に伴い肩甲骨外転を促すように前鋸筋、小胸筋を収縮させていきます。胸椎は屈曲し、それにより体幹全体も屈曲し、それにより脊柱起立筋は伸展し、腹筋は収縮していることが自覚できます。

【手順②】

次に、上肢の内旋を強めれば強めるほど、骨盤の後傾⇒股関節伸展・外旋⇒膝内反⇒脛骨外旋⇒足部背屈・回外の順序で下肢へと運動が連鎖していくことを自覚できます。

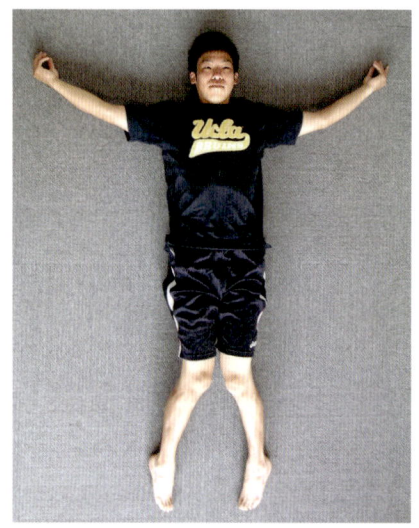

図1 ラテラル・フロント・エクササイズ

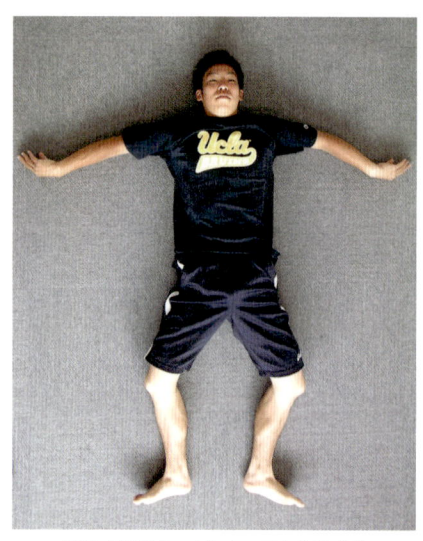

図2 ラテラル・バック・エクササイズ

4．エクササイズ指導例

> **間宮トレーナーの　ワンポイントアドバイス!!**
>
> 　ラテラル・フロント・エクササイズ（図1）では、回外位にした両手の 第1中手骨 と、回内させた 両足踵骨内側 を床に押し付けるように意識するのがコツです。
> 　ラテラル・バック・エクササイズ（図2）では、回内位にある両手の 第2中手骨 と、両足の 第5中足骨 を床に押し付けるように意識するのがコツです。
> 　動きは地味ですが、アイソメトリックトレーニングとして実施するとそれまで弱体化していた筋が働き、全身の連鎖が意識できて効果的です。

　ヴァーティカル、ラテラル、ダイアゴナルの3つのファンクションを使って様々な肢位で回旋連鎖の促通を図るのがダイナミックロト・エクササイズですから、エクササイズ処方上でのルールは、3つのファンクションをすべて同時に作用させることと、健側からアプローチをかけていくことの2つがあります。
　それでは、実際クライアントに対して行った症例を紹介することにしましょう。

左膝痛を訴える柔道選手に対する運動処方例

クラアント
　22歳男性、実業団柔道選手。

主訴
　左膝後十字靭帯部分断裂後の遺症により、正座時の左股関節内旋位での左膝痛。

診断
　ダイナミックロト・テストの診断結果は、「右SUPINO障害」であり、それにより右上肢外旋と、左下肢の内旋が著しく制限されていた。

運動処方
　右上肢外旋障害をとるために健側の左上肢内旋運動から行い、左下肢の内旋運動を引き出しながら全身の運動連鎖を促通させることを目的とした。
　手順としては、左上肢内旋の改善⇒（ラテラル・ファンクション相反作用）⇒右上肢外旋の改善⇒（ヴァーティカル・ファンクション連動作用）⇒左下肢内旋の改善となる。

その1 フォームローラー上で背臥、右肩関節外転90°外旋位。左肩関節は右上肢とのラテラル・ファンクションを活用させながら内旋位とし、ウエイトボールを持ったまま肩甲骨外転運動を行わせる。その際、右肩外旋への促通を意識させながら行わせた（図3）。

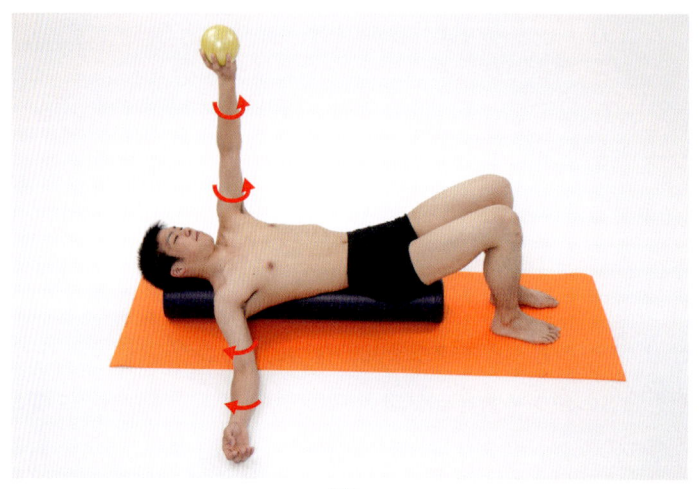

図3

その2 フォームローラーの上で腹臥位。3つのファンクションを形成する肢位*にする。この肢位から、右肩が床から浮くように右肩外旋運動を行わせた（図4）。

 *ラテラル・ファンクション：右上肢外旋⇔左上肢内旋、右下肢外旋⇔左下肢内旋
  ヴァーティカル・ファンクション：右上肢外旋⇔右下肢外旋、左上肢内旋⇔左下肢内旋
  ダイアゴナル・ファンクション：右上肢外旋⇔左下肢内旋、左上肢内旋⇔右下肢外旋

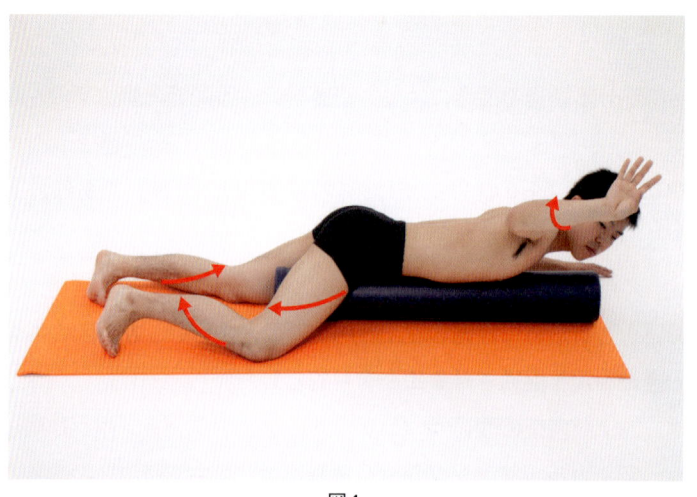

図4

その3 フォームローラーは除去した上で肘付き四つ這い位。左股関節内旋、右股関節外旋の姿勢をとる。その姿勢から上肢の回旋エクササイズとして、右腕は右上方向に、左腕は左下方向に腕を伸ばしながら上肢を回旋させる。回数や負荷設定などのメニュー作成は人によって処方が違うのでここには詳細を記載しないが、ダイナミックロト・エクササイズを指導するトレーナーの腕の見せどころとなる（図5）。

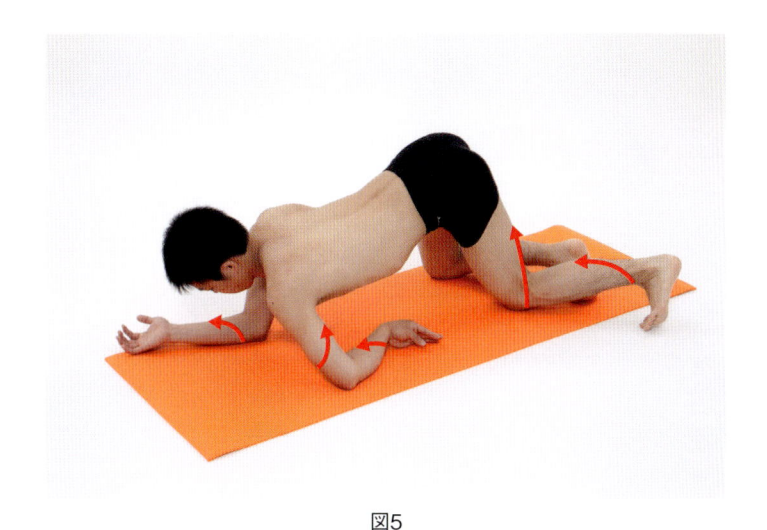

図5

その4 開脚座位で膝は伸展位のまま右肩関節を外旋、左肩関節を内旋させながら、体幹をねじりつつ腹斜筋などの体幹回旋筋へアプローチする。このとき右股関節外旋、左股関節内旋を意識させ下肢への促通を図りながら、座位での体幹エクササイズを行う（図6）。

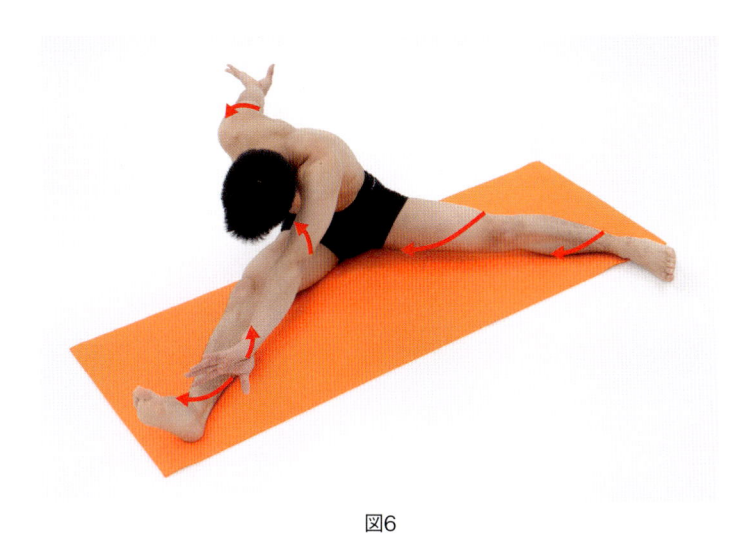

図6

その5 左股関節内旋動作を安定させる中殿筋前部へのアプローチ。このときの肢位も、右下肢外旋位、右上肢外旋・左上肢内旋位で側臥位をとり、左下肢は股関節伸展・内旋位のままで**外転**させる（図7）。

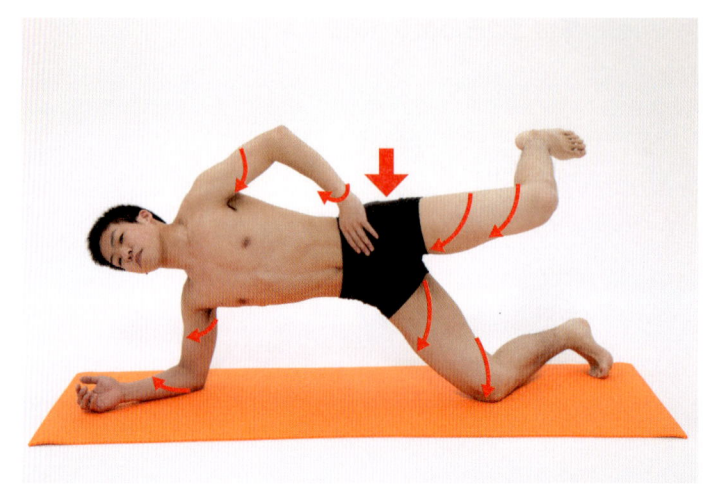

図7

その6 骨盤の正中化（骨盤の左右側方移動がない状態）のため反対側の右中殿筋後部へのアプローチ。右下肢は外旋位、右上肢外旋・左上肢内旋位で側臥位をとり、右下肢は外旋位のまま**外転**する（図8）。

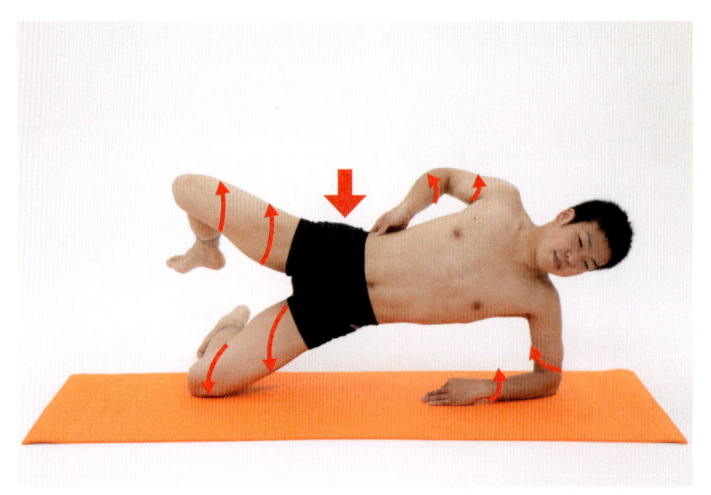

図8

結果

　以上、1回目の指導直後から左股関節の内旋拡大とともに、正座をする際の左膝への負担が大きく軽減したことを確認。体全体の動きが良いとのクライアントからの感想があった。

5．まとめ

　姿勢不良における身体動作の不具合に対して、四肢の回旋連鎖が深く関与していることを改めて確信するのと同時に、その後の追跡調査でも、ダイナミックロト・セラピー理論に基づいて考案したこのエクササイズにより、治療による動作や姿勢改善の効果が予想以上に維持できることが確認されました。

　ぜひ臨床やスポーツの現場において、ダイナミックロト・鍼灸治療とセットでこのエクササイズのアイデアを取り入れてみてはいかがでしょうか。

　ダイナミックロト・セラピーの新たな一分野として、今後さらにダイナミックロト・エクササイズの研究を進め、画期的なこのトレーニング法の普及と、これまでのトレーニング界における考え方の変革を目指していきたいと思います。

参考資料

ダイナミックロト・鍼灸にて使用する経穴

≪ SUPINO・フロントライン下肢 ≫
1. 丘墟（胆経）：足関節の前外側で、長指伸筋腱外側の陥凹部、外果尖の前下方に取穴する。［短趾伸筋］
2. 三陰交（脾経）：脛骨内縁の後側で、内果尖の上方3寸に取穴する。［長趾屈筋・後脛骨筋］
3. 陽陵泉（胆経）：下腿外側で、腓骨頭前下方の陥凹部に取穴する。〔長腓骨筋〕

≪ SUPINO・フロントライン上肢 ≫
1. 霊道（心経）：尺側手根屈筋腱の橈側縁で、手関節掌側横紋上方1.5寸に取穴する。〔尺側手根屈筋・浅指屈筋〕
2. 魚際（肺経）：第1中手骨中点の橈側陥凹部で、赤白肉際に取穴する。［短母指外転筋・母指対立筋］
3. 三間（大腸経）：第2中手指関節部橈側の近位陥凹部に取穴する。〔第1背側骨間筋、第1虫様筋〕
4. 完骨（胆経）：乳様突起の後下方の陥凹部に取穴する。［胸鎖乳突筋、頭板状筋］

≪ SUPINO・バックライン下肢 ≫
1. 陽陵泉（胆経）：下腿外側で、腓骨頭前下方の陥凹部に取穴する。［長腓骨筋］
2. 足五里（肝経）：大腿部内側で、気衝穴の下方3寸。動脈拍動部に取穴する。［長・短・大内転筋］

≪ SUPINO・バックライン上肢 ≫
1. 手五里（大腸経）：上腕外側の曲池穴と肩髃穴を結ぶ線上で、肘窩横紋の上方3寸に取穴する。［上腕三頭筋、上腕筋］
2. 完骨（胆経）：乳様突起の後下方の陥凹部に取穴する。［胸鎖乳突筋、頭板状筋］

≪ PRONO・フロントライン上肢 ≫
1. 後渓（小腸経）：第5中手指節関節尺側、近位陥凹部に取穴する。［小指外転筋、短小指屈筋］
2. 偏歴（大腸経）：前腕後外側の陽渓穴と曲池穴を結ぶ線上で、手関節背側横紋の上方3寸に取穴する。［短母指伸筋、長母指外転筋］
3. 完骨（胆経）：乳様突起の後下方の陥凹部に取穴する。［胸鎖乳突筋、頭板状筋］

≪ PRONO・フロントライン下肢 ≫
1. 懸鐘（胆経）：下腿外側で、腓骨の前方。外果尖の上方3寸に取穴する。［長指伸筋］
2. 照海（腎経）：足内側で、内果尖の下方1寸の陥凹部に取穴する。［後脛骨筋腱］
3. 陰陵泉（脾経）：下腿内側で、脛骨内縁と脛骨内側顆下縁が接する陥凹部に取穴する。［腓腹筋内側頭］

≪ PRONO・バックライン上肢 ≫
1. 消濼（三焦経）：上腕後面の肘頭と肩峰角を結ぶ線上で、肘頭の上方5寸に取穴する。［上腕三頭筋］
2. 完骨（胆経）：乳様突起の後下方の陥凹部に取穴する。［胸鎖乳突筋、頭板状筋］

≪ PRONO・バックライン下肢 ≫
1. 風市（胆経）：大腿部外側で、腕を下垂したとき、中指の先端が当たる腸脛靭帯の後方陥凹部に取穴する。［外側広筋］
2. 陰陵泉（脾経）：下腿内側で、脛骨内縁と脛骨内側顆下縁が接する陥凹部に取穴する。［腓腹筋内側頭］

【参考文献一覧】

第一章　動的鍼灸治療への脱皮
1) 橋本敬三：人間の心理　4月号：1980
2) 三浦寛：操体法入門．医道の日本，2003
3) F. カプラ（著），吉福伸逸，田中三彦，島田裕巳，中山直子（訳）：タオ自然学．工作舎，1979
4) Thomas W. Myers（著），松下松雄（訳）：アナトミー・トレイン．医学書院，2009

第二章　回旋運動とその意味
5) 河野重行：ミトコンドリアの謎．講談社現代新書，1999
6) 山田宗睦，他：手は何のためにあるか．風人社，1990
7) 山田宗睦：くびは何のためにあるか．風人社，1995
8) 斉藤篤：手の多様性．近代文藝社，2010
9) 渡曾公治：スポーツ医学からみた腱鞘炎．Sportsmed 94：2007
10) 渡曾公治：プロの技術はプロネーション1．Sportsmed 16：1995
11) 伊సᐿ純治，他：サルからヒトへ　本当にホモ・サピエンスは進化型なのか　ヒト上肢の特徴．昭和医会誌72巻2号：2012
12) 竹井仁：筋膜と筋膜リリース．Sportsmed 120：2010
13) 吉村直心：私の筋膜へのアプローチ．Sportsmed 120：2010
14) 杉野法広：分娩の生理・産褥の生理．日産婦誌59巻10号，2007
15) Luigi Stecco（著），竹井仁（訳）：筋膜マニピュレーション理論編．医歯薬出版，2011
16) 矢野龍彦，金田伸夫，織田淳太郎：ナンバ走り．光文社：2003
17) 渡曾公治：「ナンバ」歩きを考える1．Training Journal 11月号：2000
18) 国土交通省 関東地方整備局 横浜国道事務所ホームページ：東海道への誘い「旅について」http://www.ktr.mlit.go.jp/yokohama/tokaido/index.htm
19) 保江邦夫：武道の達人．海鳴社：2007

第三章　回旋障害とアライメント
20) 新関真人：臨床で毎日使える図解姿勢検査法．医道の日本社：2003
21) 矢野一郎：姿勢と健康．日本経済新聞社：1979
22) 丹羽昇：姿勢教室．同文書院：1985
23) 成瀬悟策：姿勢のふしぎ．講談社ブルーバックス：1998
24) 近藤四郎：足のはたらきと子どもの成長．築地書館：1981
25) 川野哲英：ファンクショナルテーピング．ブックハウスＨＤ：1988
26) 嶋田智明，大峰三郎，山岸茂則（編）：運動連鎖〜リンクする身体．文光堂：2011
27) 佐藤拓矢：コンディショニングチェック静的な姿勢やアライメントの評価．Training Journal 9月号：2001
28) 佐藤拓矢：動的アライメントのチェック（前篇）．Training Journal 10月号：2001
29) 佐藤拓矢：動的アライメントのチェック（後篇）．Training Journal 11月号：2001
30) 菅谷啓之：肩関節のみではなく，全身をみる．Training Journal 11月号：2006
31) 近藤英隆：投球障害予防のための試み1．Training Journal 11月号，2006

第四章　運動連鎖と回旋運動の関係
32) 長谷川裕：スポーツ動作と身体のしくみ．ナツメ社：2009
33) 田中直史，渡曾公治：肩甲骨は動くか，動かないか．Sportsmed 36：2001
34) 嶋田智明，大峰三郎，山岸茂則（編）：運動連鎖〜リンクする身体．文光堂：2011
35) J. CASTAING, J. J. SANTINI（著），井原秀俊，中山彰一，井原和彦共（訳）：関節・運動器の機能解剖　上肢・脊柱偏，下肢偏．協同医書出版社：1986
36) 荒川裕志（著），石井直方（監修）：プロが教える　筋肉のしくみ・はたらきパーフェクト事典．ナツメ社：2012

第五章　ダイナミックロト・セラピーとダイナミックロト・鍼灸
第六章　ダイナミックロト・鍼灸の実践
37) 小島正義：誰でもわかる動作分析．南江堂：2008
38) 福井勉（編）：皮膚運動学　機能と治療の考え方．三輪書店：2010
39) GEORGE ROTH，保庄志之（監訳）：マトリックス・リパターン．産学社エンタプライズ出版部：2006
40) 木村通郎，黒岩共一，東家一雄，五十嵐純：「受容と伝道経路での筋膜の役割」鍼灸最前線　科学化の現在と臨床の展開．医道の日本，1997
41) 山口光國，福井勉，入谷誠：結果の出せる整形外科理学療法　運動連鎖から全身をみる．メジカルビュー社，2009
42) 生命科学教育シェアリンググループ：「一歩一歩学ぶ生命科学（人体）」による生理学ホームページ　http://life-science-edu.net/
43) 仙石紘二：骨粗鬆症を直すには．月刊自然食ニュース
44) 宮脇和登：手指痛・胸痛への巨刺法．医道の日本　第792号，2009
45) 金井正博：刺鍼による脳活動と巨刺法の実際．医道の日本　第792号 2009
46) 形井秀一，高橋研一（監修），坂元大海，原島広至（著）：ツボ単．(株) エヌ・ティー・エス，2011

あとがき
epilogue

　これまでダイナミックロト・セラピーにおける鍼灸治療を解説してきたが、本書に紹介した治療法はあくまで簡易的な手法であって、本書は入門編という位置づけである。簡単で、誰にでも理解できて効果の出せる治療法のみを紹介したにすぎないことをお断りしておく。

　本来、ダイナミックロト・セラピーでは、四肢の動きと頚部の動きを加えた5つの動き（五動）を五行説の相生相剋関係に合致させた補瀉選択法が用意されており、これにより治療法にもさらに厚みをますことができる内容となっている。今回これを紹介できないのは残念であるが、動作学的、科学的立場を堅持し、この持論を追求してきた結果、気がついたら自然と古典的な鍼灸理論と重なってきてしまったことの不思議さと面白さを実感しているところである。

　読者諸氏には、今後どのようにこの理論が成長し、発展していくのかを注視していてほしい。いつの日か、この理論が架け橋となって、東西の医学が本当の意味で融合される日が訪れるのも、そう遠い話ではないのではないかと考えている。

　この本の作成に関しては、出版元である医道の日本社・坂川慎二編集長をはじめ、研究会役員一同、大変多くの方々に協力していただいた。惜しげもなく体の写真撮影に快く応じてくれた患者様方には特に感謝申し上げたい。

　また、第3章の図3-17、図3-18の歩行動作写真の資料提供はもとより、ダイナミックロト・セラピーの治療効果検証実験にも全面協力してくれた岐阜県立土岐商業高校陸上部の中澤正仁監督はじめとする部員の方々にも合わせてお礼を申し上げたい。

　そして、最後に特記しておきたいことがある。

　それは、この本に掲載されている写真の提供に関して、2人の姉弟アスリートが特別に協力してくれたことだ。

　第3章の図3-19から図3-35までのモデルを務めてくれた佐野大夢君は、現在ではJFL横河武蔵野フットボールクラブに所属し、MFとして活躍する現役サッカー選手である。彼は中学時代から私の治療を受け続けてくれていて、将来を有望視されるプロ志望のアスリートだ。その姉にあたるのが、第2章の図2-22で素晴らしいスタートダッシュの写真を提供してくれた佐野夢加さん（駿台甲府小学校非常勤講師）である。佐野夢加さんは、ご存じの方も多いと思うが、先のロンドン五輪陸上女子400mリレー、予選第1組で最終第四走者として日の丸を背負って走った、山梨県出身のオリンピック選手である。彼女も学生時代には私のところに頻繁に通ってくれた想い出深いアスリートの1人である。この2人の姉弟アスリートがそろって私の本に協力してくれたことは私にとってこの上ない喜びとなった。

　このように皆の思いがつまった本書が出版されることで、ますますダイナミックロト・セラピーの理論とともに日本ならではの鍼灸治療が世界に普及し、人類の健康増進の一助として貢献できることを心より祈っている。

著者記す

【索引】

〈欧文〉

Acu-kinetics	6
ATNR	72
Dynamic acupuncture	6
Fascia	88
hypermobility	89
hypomobility	89
KI-TO	55,56,58
Knee-in	40
Knee-out	40
KO-TI	55,57,58
Locked-long	36
Locked-short	36
LT	89,101,102
O脚	39,111
PDT	101,102
PRONO	51,55,101
PRONO・バックライン	94,98,105
PRONO・フロントライン	94,97,107
PRONO型	102
PRONO系連鎖	108
PRONO障害	102,106
PRONO動作	52,57,59
PRONOポジション	89,91
ROTO	66
SUPINO	51,55,101
SUPINO・バックライン	94,96,107
SUPINO・フロントライン	94,95,105
SUPINO型	102
SUPINO系連鎖	108
SUPINO障害	101,104
SUPINO動作	53,56,59
SUPINOポジション	89,90
Toe-in	40
Toe-out	40
X脚	39

〈和文〉

あ

足五里	96,107
アライメント	34,35,38,40
安定性	88

い

陰陽	30
陰陵泉	97,98

う

ヴァーティカル・ファンクション	68,115
動き始めの法則	77
運動連鎖	7

か

回外	16
回旋	12,14
回旋運動	24
回旋筋膜四肢ライン	89,99
回旋筋膜体幹ライン	100
外旋系の動き	51
外旋後方ライン	96
外旋前方ライン	95
回旋連鎖	50,55,58
回内	16
外反膝	39
過回外足	39
過回内足	39
下行性	108
下行性反射	72
可動性	88
可動性過剰	89
可動性減少	89
肩こり	109
完骨	96,98,105,107

き

キネシオロジー	6
機能解剖学	6
丘墟	95,105
魚際	95,105
筋膜	17,78,80,88

く

繰り返し効果	84

け

経絡連鎖	7
懸鐘	97

こ

後渓	97,107

交叉性屈曲反射	71	内旋前方ライン	97
交叉性伸展反射	71	内旋後方ライン	98
交差性トレーニング（効果）	82,84	内反膝	39
巨刺	71	ナンバ走り	23

さ

三陰交	95,105
三間	95
三足歩行	21

し

指背歩行	21
照海	97,107
上行性	108
上行性反射	73
消濼	98,105
伸張固定	36

す

錐体路交叉	70

せ

生理痛	109

そ

相反	54,58
足関節捻挫	40

た

ダイアゴナル・ファンクション	72,115
対側性連合反応	71
ダイナミックロト・エクササイズ	114
ダイナミックロト・鍼灸	67,104,108
ダイナミックロト・セラピー	28,50,66,73,85,88,114
ダイナミックロト・テスト	89,101
ダイナミックロト・ポジション	89
短縮固定	36

て

手五里	96,107

と

動的鍼灸理論	6

な

内旋系の動き	51

に

二重相反神経支配	71
ニューロン	71

は

パーフェクト・ダイアゴナルテスト	102
反対の法則	77

ひ

ピエゾ電流	80
非対称性緊張性頚反射	72
病的反射	73

ふ

風市	98,105

へ

偏歴	97,107

ほ

母指対立	14,16

ま

マルアライメント	34

め

めまい	110

や

やじろべえの法則	73,76

よ

陽陵泉	95,96,107

ら

らせん	88
らせん機能	20
らせん構造	18
ラテラル・テスト	89,101,102
ラテラル・バック・エクササイズ	116
ラテラル・バックライン	100

ラテラル・ファンクション……………………… 69,115	ラテラル SUPINO ポジション………………………… 92
ラテラル・フロント・エクササイズ ………………… 115	**れ**
ラテラル・フロントライン……………………… 100	霊道……………………………………………………… 95
ラテラル PRONO ポジション……………………… 93	

【著者略歴】

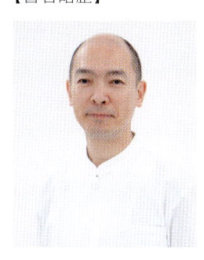

溝口哲哉（みぞぐち・てつや）

1960 年　東京都生まれ。
1983 年　玉川大学外国語学科フランス語専攻卒業。
1987 年　日本鍼灸理療専門学校花田学園本科卒業。
1988 年　山梨県にて溝口はり温灸院開院。スポーツ鍼灸普及活動を展開。
1987 年〜 2002 年　社団法人山梨県鍼灸師会理事。
1999 〜 2001 年　山梨県体育協会スポーツ医科学委員会委員
2005 年〜　日本鍼灸理療専門学校アスレティックトレーナー専攻科講師。
2011 年〜　旧ダイナミック鍼灸研究会（現在：ダイナミックロト・セラピー研究会）代表。

【執筆協力】

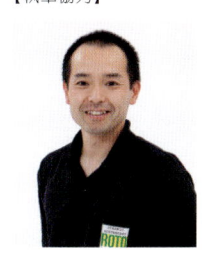

間宮芳生（まみや・ほうせい）

1973 年　愛知県生まれ。
1997 年　上智大学文学部英文学科中退。
2004 年　カリフォルニア州立大学フレズノ校キネシオロジー学部卒業。
2002 年〜 2003 年　第 12 回世界剣道選手権大会（英国・グラスゴー）アメリカ代表チームトレーナー。
2002 年〜 2004 年　West Coast Football Associatio(WCFA) オフィシャルトレーナー。
2010 年　コンディショニングスタジオ KAICON 開設。
◇全米アスレティックトレーナーズ協会（NATA）公認アスレティックトレーナー（ATC）。
◇ NSCA 認定ストレングス＆コンディショニングスペシャリスト（CSCS）。

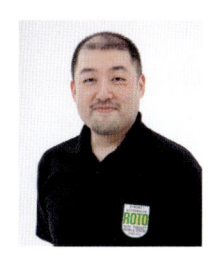

岸本護（きしもと・まもる）

1971 年　東京都生まれ。
1994 年　早稲田医療専門学校（現在：人間総合科学大学鍼灸医療専門学校）鍼灸科卒業。
1998 年　呉竹学園東京医療専門学校柔整科卒業。
2005 年　東京都杉並区内にて、きしもと鍼灸整骨院開院。
2011 年〜ダイナミック鍼灸研究会（現在：ダイナミックロト・セラピー研究会）事務局長、チーフインストラクター。

モデル：永瀬凜
写真：川島一郎
イラスト：有限会社彩考（カバー，図 1-1，図 2-16，図 5-4），坂根潤（第 2 章，第 3 章，第 4 章，第 5 章，第 6 章）
カバー・本文デザイン：掛川竜

ダイナミックロト・セラピー
動的鍼灸の理論と実践

2013 年 7 月 15 日　初版第 1 刷発行

著　者　溝口哲哉
発行者　戸部慎一郎
発行者　株式会社医道の日本社
　　　　〒237 - 0068　神奈川県横須賀市追浜本町 1-105
　　　　電話 046 - 865 - 2161
　　　　FAX 046 - 865 - 2707

2013©Tetsuya Mizoguchi
印刷／ベクトル印刷株式会社
ISBN978-4-7529-1137-1　C3047